Pais e Mães Serenos, Filhos Felizes

Diretor Editorial e de Arte: Julio César Batista
Produção Editorial e Capa: Carlos Renato
Preparação: Adriene Gozzo
Revisão: Studio Lizu
Ilustração da Capa: Matheus Pfeifer
Editoração Eletrônica: Hégon Henrique de Moura

Dados Internacionais de Catalogação na Publicação (CIP)
(Câmara Brasileira do Livro, SP, Brasil)

Markham, Laura
Pai e mãe serenos, filhos felizes / Laura Markham; tradução Angélica Halcsik. - São Paulo: nVersos, 2019.
Título original: *Peaceful parent, happy kids: how to stop yelling and start connecting.*
ISBN 978-85-54862-03-9
1. Crianças - Criação 2. Pais e filhos 3. Relações familiares 4. Vida familiar - Educação I. Halcsik, Angélica. II. Título.
19-25899 CDD-649.1

Índices para catálogo sistemático:
1. Criação de filhos: Pais e mães: Vida familiar 649.1

Iolanda Rodrigues Biode - Bibliotecária - CRB-8/10014

1ª edição – 2019
Esta obra contempla o Acordo Ortográfico da Língua Portuguesa
Impresso no Brasil - *Printed in Brazil*
nVersos Editora: Rua Cabo Eduardo Alegre, 36 - cep: 01257060 - São Paulo – SP
Tel.: (11) 3995-5617
www.nversos.com.br
nversos@nversos.com.br
vendas@nversos.com.br

Laura Markham

Pais e Mães Serenos, Filhos Felizes

Crie uma conexão de empatia

TRADUÇÃO:
Angélica Halcsik

nVersos

RESENHAS DE PAIS

Procurei em diversos lugares por uma orientação sensata, simples, eficaz e versátil sobre parentalidade. Uma que não me fizesse sentir culpada. Que fosse tão familiar que eu me lembrasse dela facilmente quando precisasse. A Dra. Laura Markham me mostrou isso. O relacionamento com minha filha de 4 anos melhorou mil vezes depois de testar os métodos dela. O modo como você transmite esta simples mensagem de amor foi revolucionário para mim.

– Daniela, mãe de meninas de 4 e 2 anos.

Leio a Dra. Laura todos os dias e consigo sentir meu cérebro sendo reconectado. Sinto-me progredindo continuamente para me tornar a mãe que quero ser. Além disso, também estou aprendendo a me amar incondicionalmente.

– Mamammalia, bióloga que se tornou mãe blogueira.

Após seguir os conselhos da Dra. Laura, o meu filho quase não faz mais birra. Os conselhos dela realmente funcionam e melhoram o ato de ser pais (e até mesmo, de ser filho). Não finjo ser perfeita o tempo todo, mas ela me ajuda a aprender e a transmitir o melhor para meu filho.

– Beatrice, mãe de um menino de 2 anos.

Depois que comecei a ler a Dra. Laura, aprendi como mudar meu ponto de vista e amolecer meu coração endurecido. Isso não significa que sou uma mãe perfeita agora ou que minha filha sempre me escuta. Porém, ela provavelmente me salvou de uma crise nervosa e meu deu acessível

–Amanda, mãe de duas crianças (uma de 1 e outra de 4 anos).

A Dra. Laura aplica a filosofia na rotina, com usos práticos. O resultado disso é que as pessoas comentam sobre o comportamento amoroso da minha filha quase todos os dias. Falam que tive "sorte" com minha filha, mas acho que a boa vontade dela é resultado de ter seguido os conselhos da Dra. Laura. Não aplico castigos, não bato; na verdade, nem falo mais alto ou grito. Quanto mais leio os materiais dela e os implemento em minha linguagem diária, mais fácil tudo se torna. É claro que não sou perfeita, mas a Dra. Laura possibilita que sejamos imperfeitos e tentemos novamente. Minha bebê feliz, contente e "bem-educada" tem relação com o que a Dra. Laura ensina. Não conseguiria passar por isso sem ela, e agradeço por tudo o que ela me ensina diariamente.

– Julie, mãe de uma menina de 2 anos.

Se, por um instante eu achasse que este estilo de criação à base de conexão estivesse criando uma criança mimada, egoísta e dominadora, eu o passaria adiante igual a uma batata quente, e tentaria algo diferente. Ainda bem que não preciso, já que encontrei exatamente o oposto. Minha filha tem quase 9 anos, temos uma boa relação, ela está prosperando e é um prazer estar perto dela.

– Jennifer, mãe de uma criança de 9 anos.

Tinha acabado de ler no *blog* da Dra. Laura sobre manter a calma e reconhecer os desejos dele. Quando a gritaria e as batidas começaram, parei o que estava fazendo e me sentei ao lado dele. Fiz contato visual, escutei as suas reclamações e não deixei a gritaria me estressar; em seguida, expliquei com calma que o entendia. Sabia que pães de queijo são saborosos e também os adorava, mas ele teria que esperar meia hora até a hora do jantar. Ele chorou um pouco, se jogou no meu colo por um minuto e depois foi brincar com seus brinquedos. Meu marido me parabenizou por conseguir manter a calma. Sabe qual é a melhor parte? Ele ficou impecavelmente agradável pelo resto da noite. Uau!

– Aimee, mãe de uma criança de 3 anos.

Quando me sinto frustrada com meu filho, penso: "o que a Dra. Laura me aconselharia a fazer"? Uma das maiores lições que aprendi com você,

Dra. Laura, foi que posso sempre ser a defensora do meu filho ou pelo menos a defensora dos seus sentimentos. A partir do momento que começo a agir como se estivéssemos no "mesmo time", meu filho percebe minha mudança de atitude e costuma suavizar o comportamento imediatamente e estar pronto para ceder. Você me ensinou a nunca cobrar perfeição de mim mesma. Isso realmente fez com que eu pudesse me considerar uma boa mãe o que me fez tomar decisões parentais melhores e mais amáveis!

– Charlotte, mãe de uma criança de 4 anos.

Antigamente, era cética quanto ao fato de abraçar uma criança que não para de gritar e, em geral, é um pouco irritante... Sei que, na teoria, isso faz sentido, mas eu achava difícil ser amável quando eles estavam agindo de modo tão detestável! Mas tive uma reviravolta. Queria que meu filho colocasse uma blusa, já que estava muito frio lá fora. Ele estava se comportando cada vez pior. Quando gritou comigo, eu apenas disse: "O que foi, amor? Acho que você precisa de um abraço da mamãe, aí poderá me dizer o que o está irritando". Em seguida, eu o abracei e ele começou a chorar. Nos abraçamos e ele vestiu o casaco, sem reclamar! Foi o livro de textos *Dra. Laura*!

– Rachel, mãe de uma criança de 3 anos.

Dra. Laura conto para todos os meus conhecidos, ou até mesmo para desconhecidos, sobre seu estilo tranquilo de parentalidade. Adoro esta abordagem, o desafio de controlar as próprias emoções, de chegar à raiz do problema pelo qual a criança está passando, de desacelerar para permitir que a relação com a criança seja completa e verdadeira, as respirações profundas, muito amor. É incrível como minha família se transformou. Sinto-me abençoada por ter encontrado seus textos. A melhor parte disso tudo é não precisar ser perfeita. Em vez de criar momentos desagradáveis na rotina, estou criando conexões, momentos carinhosos, compartilhando verdadeiras emoções com as crianças. Esses momentos verdadeiros ensinam nossas crianças a serem as melhores possíveis, mas sem precisarem ser perfeitas, apenas verdadeiras. Obrigada, Dra. Laura Markham, por trazer tanto conhecimento e amor ao ato de ser pais.

– Carrie B., mãe de dois meninos menores de 4 anos.

Tive que colocar muita fé no que a Dra. Laura disse que funcionaria, já que grande parte disso seguia o caminho oposto à sabedoria tradicional e, por isso, estava com medo de virar motivo de piada na minha roda de amigos. Mas como estava sem outras cartas na manga com relação à parentalidade, decidi tentar. A partir do momento que consegui desacelerar minhas reações e ver o que estava fazendo, ver como isso estava afetando minha filha e perceber que minha dor pessoal estava projetada nela, tudo rapidamente se tornou mais fácil. Minha filha acabou de fazer 3 anos e agora posso dizer que NÃO TENHO mais MEDO de birras, porque elas não têm o poder de me fazer querer lutar com ou fugir da minha filha, bem como não me sinto fora do controle mesmo quando estou cansada, porque sei o que fazer, como amá-la o máximo possível, e isso funciona!

– Martha, mãe de uma menina de 3 anos.

A maioria de nós não foi criada desse jeito. Mas será que não teria sido ótimo se tivéssemos? Não seria ótimo se nossa geração de pais escolhesse criar os filhos de outro modo? Pense na geração de pessoas gentis, compassivas, empáticas que poderia surgir! Temos que trabalhar enquanto refletimos sobre nosso passado, descobrir o que ficou faltando para nós, cicatrizar nossas feridas, para então reaprender o que foi fixado em nossas psiques. Esse trabalho, no entanto, não é fácil. Mas é curativo. Pode curar relacionamentos com pais e irmãos e nos ajudar a alterar o curso das relações que temos com nossos filhos.

– Amy, mãe de um filho de 5 anos.

Sim, Sim, Sim, os conselhos da Dra. Laura funcionam! Ela descobre lá no fundo o motivo de as crianças não se comportarem: por causa de medos e de problemas com relacionamentos. É mais difícil, mas funciona muito bem, e, como mãe, acabo não me sentindo culpada e com vergonha por ter sido má com minha filha. Nossa relação se fortaleceu e me sinto bem; nossas interações são amáveis, positivas e firmes. Acredito que ela deveria escrever um livro para que eu pudesse comprar para todo mundo que conheço!

– Maria, mãe de uma menina de 4 anos.

Para Daniel, Eli e Alice,
que me ensinaram a amar.

E para todos os pais por aí afora,
cujo amor está formando a próxima
geração e transformando a humanidade:
nosso futuro está nas mãos de vocês.

Uma geração cheia de pais completamente amorosos mudaria o cérebro da próxima geração e, com isso, o mundo.

– Charles Raison

SUMÁRIO

PREFÁCIO POR JACK CANFIELD

Durante certa manhã, meu vizinho, David, me ensinou uma ótima lição enquanto eu o assistia a ensinar seu filho, Kelly, de 7 anos, a empurrar o cortador de grama a gás pelo jardim. Enquanto ele mostrava para o menino como virar o cortador no final do gramado, a esposa, Jan, o chamou para lhe perguntar algo. Quando David se virou para responder à pergunta, Kelly empurrou o cortador de grama no canteiro, na beira do gramado, deixando um caminho de 60 centímetros nivelado no chão!

Assim que David viu o que aconteceu, começou a perder o controle. Passara um bom tempo e se esforçara demais para que os seus vizinhos invejassem aqueles canteiros. Quando começou a levantar a voz, enfurecidamente, para o coitado do Kelly, Jan correu até ele, colocou a mão em seu ombro e disse: "David, lembre-se, por favor estamos criando filhos, não flores!".

Passei mais de 40 anos inspirando e empoderando centenas de pessoas que querem alcançar objetivos profissionais e pessoais. E, para a maioria das pessoas, um dos objetivos mais desafiadores é criar uma criança cuidadosa, dinâmica e compassiva – bem como desfrutar de uma relação autêntica, intimista e prazerosa com aquela criança durante a adolescência e no começo da maioridade. E, como tenho certeza de que você sabe, não é um trabalho fácil.

Todos os dias, em meus *workshops*, vejo adultos lutando para curar e superar os resultados de traumas da infância. Essas pessoas tiveram pais ruins? Não. Como a maioria de nós, seus pais eram pessoas bondosas e limitadas em decorrência da própria educação que receberam, os quais frequentemente se esqueciam de que estavam criando crianças, não flores – ou simplesmente nunca aprenderam a ser bons pais.

Os pais que costumo ensinar e orientar se empenham em romper estes ciclos para criarem um novo começo com os filhos, mas nem sempre boas intenções bastam para curar antigas cicatrizes. Queremos ser pais inspiradores e tranquilos, mas nossa atual cultura, cheia de exageros e períodos de estresse, faz com que isso seja muito difícil. Às vezes, estamos tão mergulhados em nossas emoções e pressões que um pequeno contratempo com nossos filhos pode nos fazer enlouquecer. Podemos, então, à medida que passamos dos limites, narrar a ladainha do que precisamos fazer para sermos pais melhores: sermos mais pacientes, menos estressados, pararmos de gritar, incentivarmos e apoiarmos mais. Porém, acreditamos que alcançar essas metas é mais difícil do que parece.

Pais que conseguem alcançá-las parecem ter um segredo. São mais calmos, tranquilos, mas também ficam mais conectados aos filhos e à própria sabedoria interna. Não são apenas mais pacientes, parecem estar mais presentes e se divertem mais com os filhos. É claro que isso produz crianças mais bem-educadas e, portanto, não é necessário se esforçar tanto para ser paciente. Quando o menino passa acidentalmente por cima das flores, os pais se lembram na hora de que o mais importante é como os estão criando, e não como o jardim está bonito ou impressionante.

Pais e mães serenos, filhos felizes é um livro que nos possibilita conhecer o segredo de sermos pais bem-sucedidos. Mergulhe em qualquer um dos capítulos inspiradores, práticos e meticulosos, e a Dra. Laura Markham nos mostrará como reabastecer nosso espírito, para que possamos dar o melhor de nós a nossos filhos, em vez de darmos o que sobrou de nós. Capítulos como **Conexão:** ***o ingrediente essencial para pais serenos e crianças bem-sucedidas*** nos lembram dessa profunda verdade, frequentemente negligenciada.

Os pais que conheço não têm muito tempo livre para ler. A beleza deste livro está no fato de que a Dra. Laura incluiu guia de ação. Cada uma dessas pepitas de sabedoria é tão curta, que é possível lê-las de uma vez, antes de dormir, quando estiver esperando no carro ou tentando se acalmar antes de se relacionar novamente com a criança. Esquemas de passo a passo, como "5 passos para se manter calmo enquanto seu filho faz birra" e "Utilize a conexão para tornar a hora de dormir mais simples", são bem simples de serem absorvidos e implementados no calor da batalha.

É claro que nunca a batalha é entre pais e filhos. É apenas uma manifestação após uma batalha travada com o eu interior dos pais. Transmitir o melhor de nós a nossos filhos exige que resolvamos conflitos internos, o que nunca é um desafio fácil. Mas qual motivação melhor que fazermos isso por nossos filhos? A Dra. Laura oferece a nós, pais, um repertório de estratégias para curarmos nossas cicatrizes, aprofundarmos nossa conexão interna e, assim, fazermos com que a ânsia por uma conexão mais profunda com nossos filhos seja criada mais facilmente. Conforme ela nos lembra, é verdade que "nunca é tarde demais para ter uma infância feliz".

Ter a Dra. Laura Markham na mesa de cabeceira é como ter um anjo ao nosso lado que sussurra segredos úteis em nossa orelha. São os segredos que todos os pais precisam saber para se tornarem mais calmos e eficazes – e, consequentemente, pessoas mais felizes.

Jack Canfield
Coautor de "*Histórias para aquecer o coração dos pais*" e
"*Histórias para aquecer o coração das mães*".

INTRODUÇÃO: SEGREDOS DOS PAIS E MÃES SERENOS

A parentalidade é difícil. As pressões do dia a dia fazem com que muitos pais se sintam culpados, atormentados com a ideia de que, se tivessem mais tempo, estivessem menos cansados ou apenas soubessem por onde começar poderiam estar fazendo um trabalho melhor. Os seres humanos não foram feitos para lidar com a quantidade de estresse da vida moderna, o que torna difícil dar atenção a nossos instintos paternais naturais. É como se estivéssemos sendo forçados a ser pais no tempo livre, após termos realizado nossas tarefas profissionais, e domésticos. Pior ainda, nossa cultura desgasta a relação com nossos filhos e os afasta de nós muito cedo.

Mas há pais que educam crianças maravilhosas, sem muito drama. Parecem pais que estão em paz consigo mesmos. Seus filhos parecem estar se saindo muito bem. Quais são seus segredos? O que faz com que seus filhos cresçam e se tornem adolescentes e adultos formidáveis? E se você pudesse descobrir o que eles fazem e colocar isso em prática com seus filhos?

Você pode. Esses pais têm um segredo. Na realidade, têm uma vida inteira secreta, em suas mentes. Eles conversam com os filhos de um modo diferente. Conversam *consigo mesmos* de um modo diferente. Tratam a experiência de ser pais sob uma nova perspectiva. É possível que tenham passado por alguns grandes momentos de "Ahá!", os quais mudaram o modo como criam os filhos. Essa mudança altera a maneira como percebemos nossas crianças e respondemos a elas em todos os níveis, mas podemos resumi-la em ***Três grandes ideias***. Ideias grandes, porém simples e replicáveis a todos os pais e mães. Aqui estão.

TRÊS IDEIAS GRANDES

1. A primeira responsabilidade que temos como pais é nos controlar.
A maioria dos pais acredita que, se a criança apenas se "comportasse", seria possível manter a compostura. O fato é que controlar nossas

próprias emoções e ações é o que nos possibilita nos sentirmos calmos como pais. No final das contas, se não conseguirmos controlar nossos filhos, a vida ensinará a eles– mas não podemos controlar sempre nossas ações. Parentalidade não se trata de focarmos no que o filho faz, mas em como respondemos a isso. Na realidade, boa parte do que consideramos parentalidade não ocorre entre pais e filhos, mas, sim, dentro dos pais. Quando uma tempestade se forma, a resposta dada vai acalmá-la ou iniciará um enorme *tsunami*. Ficar calmos o suficiente para respondermos de maneira construtiva àquele comportamento infantil – e às difíceis emoções por trás disso – também requer que cresçamos. Se conseguirmos refletir sem reagir quando nossa paciência é testada, conseguiremos perceber o momento em que a perdemos e voltar ao normal. Esse crescimento interno é o trabalho mais difícil que existe, mas é o que nos possibilita nos tornarmos mais calmos, vivendo um dia de cada vez.

O "Ahá!" aqui é que a presença de um adulto tranquilo tem mais influência sobre uma criança que gritaria. O controle emocional – uma bela maneira de abordar a habilidade de se manter calmo – possibilita a você tratar as pessoas que o cercam, inclusive as crianças, com calma, respeito e responsabilidade. É isso que produz crianças emocionalmente controladas, respeitosas e responsáveis. **A Parte 1 deste livro fornecerá as ferramentas necessárias para controlar suas emoções, mesmo quando seu filho o faz perder a paciência.**

2. O que as crianças mais precisam é estar conectadas.

As crianças prosperam quando se sentem conectadas e compreendidas. Uma criação eficaz depende primeiro da conexão com seu filho. Ponto final. Se não tivermos isso, teremos pouca influência sobre ele ("Meu filho não presta atenção em mim!"), e a parentalidade se tornará uma tarefa exaustiva e ingrata. As crianças precisam se sentir profundamente conectadas aos pais, caso contrário não se sentirão seguras por completo e sua mente não funcionará o suficiente para controlar emoções e seguir orientações paternas. Portanto, focar primeiro na conexão produz crianças que não apenas são mais felizes, mas também são mais fáceis. Está pronto para o momento Ahá! Essa conexão de amor que faz com que nosso coração amoleça é o que torna o ato de criar filhos mais uma vez divertido. **Na Parte 2 deste livro, você verá como fortalecer e suavizar a conexão com seu filho.**

3. As crianças precisam de orientação, não de controle.
Pequenos humanos se rebelam contra força e controle, igual aos grandes humanos. Por sorte, estão sempre abertos à nossa influência, contanto que nos respeitem e se sintam conectados a nós. O segredo para criar ótimas crianças é orientá-las sobre como lidar com as emoções, controlar o comportamento e desenvolver domínio, em vez de controlá-las para que obedeçam imediatamente. Pais atenciosos sabem que o que fazem hoje pode ajudar ou atrapalhar a pessoa que a criança está se tornando. Eles "fornecem suporte emocional" para que o filho desenvolva a inteligência emocional necessária para controlar seus sentimentos e fazer escolhas sábias. Fazem uso da empatia em vez de punições – apenas "tempos" ou "consequências" –, para treinar o desenvolvimento de autodisciplina da criança, em vez de simplesmente a forçar a ser obediente. São guiados por valores centrais que não comprometem a relação de respeito ou um momento em família, mas também não deixam passar pequenos detalhes. Isso os torna pais mais tranquilos e crianças mais felizes. O momento Ahá! daqui é que a abordagem de treinamento que funciona melhor para criar adultos felizes e responsáveis a longo prazo é, na verdade, mais eficaz que o conceito tradicional de parentalidade, o qual produz crianças autodisciplinadas e cooperativas a médio prazo. **A Parte 3 deste livro mostrará a razão disso, e como você pode criar aquela criança.**

A DIFERENÇA DESTE LIVRO

A maioria dos livros sobre parentalidade se concentra em modificar o comportamento da criança. E, claro, este livro o ajudará a apoiar seu filho, para que se torne o melhor possível. Porém, abordaremos isso sob a perspectiva de nossas ***Três grandes ideias*** – **controlar-se, permanecer conectado e aconselhar em vez de controlar.** Você perceberá que cada uma dessas três grandes ideias é uma constante em todo o livro, bem como foco das Partes 1, 2 ou 3. Já que terá que controlar os próprios gatilhos e as emoções para que possa educar e se conectar a ele de modo eficaz, você encontrará lembretes plausíveis para **controlar-se**, para que possa voltar ao estado de equilíbrio antes de educar a criança. Como a **conexão** é o principal de uma parentalidade tranquila, o ato de conectar-se fortemente ao seu filho será enfatizado neste livro, seja quando estiver tentando tirá-lo de casa pela manhã ou não o deixando bater no irmão.

A terceira e mais longa seção deste livro, **Aconselhar em vez de controlar**, tem como foco a criança. Mas, em vez de dicas sobre como controlar ou manipular o comportamento da criança com punições e subornos, você terá esquemas de passo a passo sobre como educá-la, para que ela se torne tanto a curto quanto a longo prazo uma pessoa mais confiante, resiliente, autodisciplinada e emocionalmente inteligente. Focamos em suas interações diárias com seu filho, que se classificam em três categorias básicas, cada uma explorada em um capítulo próprio. Veja um exemplo.

- **Treinamento emocional.** Assim como o corpo, o cérebro jovem ainda está em crescimento; portanto, os centros cerebrais racionais ainda não aprenderam a moderar sentimentos fortes. Estando ou não conscientes disso, passamos mensagens constantes sobre sentimentos a nosso filho, sugerindo que são nocivas ou que simplesmente fazem parte do ser humano. Fornecerei ferramentas práticas para que você ensine a seu filho controlar as emoções e, consequentemente, o comportamento de um modo melhor.
- **Orientação carinhosa.** As crianças confiam em nós para orientá-las neste mundo grande e confuso. Infelizmente, as experiências e mensagens culturais da nossa infância nos ensinaram que os pais devem educar os filhos com punições, força e controle. Em vez de ameaçá-lo (1, 2, 3...) ou manipulá-lo, chegaremos à raiz do comportamento de seu filho: os sentimentos por trás disso. Ajudarei a abordar esses

sentimentos e a cuidar da inteligência emocional de seu filho, para que ele possa aprender a controlar suas próprias emoções e, portanto, seu comportamento, o que criará autodisciplina. Se está buscando uma abordagem mais positiva para a disciplina, que auxilie as crianças a *quererem* se comportar, este capítulo é para você.

- **Domínio com auxílio.** As crianças são naturalmente curiosas, mas em geral prejudicamos seus desejos de aprender. Baseando-se na conexão, no treinamento emocional e na orientação positiva, fornecidos neste livro, o último capítulo apresenta ferramentas para proteger a curiosidade natural de seu filho e apoiar suas paixões, motivando a confiança e a resiliência de que a criança precisa para se dar bem na vida.

Enquanto levamos em conta cada um desses tópicos, nossas ***Três grandes ideias*** (**controlar-se, conexão e aconselhar em vez de controlar**) serão aplicadas para transformar cada interação com a criança. Em cada capítulo, darei sugestões sobre caminhos específicos e aspectos práticos para colocar essas ideias em ação no dia a dia, à medida que seu filho passa por cada etapa de desenvolvimento. Ler sobre as etapas de desenvolvimento materializará o por que o modo como você acalma seu filho e lida com as birras de seu bebê ajudam a desenvolver a habilidade dele de tolerar frustrações aos 4 anos, de se dar bem com os irmãos aos 6 ou de enfrentar garotas malvadas aos 8. Na realidade, embora este livro trate do tema "parentalidade" até os 9 anos, você entenderá como evitar que uma criança fuja de casa aos 12 ou experimente drogas aos 15. Cada capítulo é encerrado com **guia de ação** sobre "como fazer", que incluem planejamentos de jogos concretos baseados no autocontrole, na conexão e parentalidade a longo prazo. Espero que você teste, jogue e adapte à sua família.

Em cada capítulo, você verá como utilizar as ***Três grandes ideias*** para ajudá-lo a encontrar mais paz, confiança e alegria como pai ou mãe. É difícil. Mas você será recompensado. À medida que grita menos e se conecta mais, seu filho se torna cada vez mais cooperativo. Mais importante ainda, você o verá prosperar, crescer e se tornar uma pessoa feliz, confiante e autodisciplinada. A boa notícia é que este é o modo mais fácil de ser pai ou mãe. Gritar, ameaçar e negociar pode arruinar o dia de qualquer um. Pais serenos acreditam que é muito mais fácil serem calmos e pacientes. Por quê? Porque esse tipo de parentalidade cria um relacionamento melhor entre pai e filho, que produz crianças mais bem-educadas e pais que curtem muito mais os filhos. Pais serenos, na verdade, encontraram um modo de trazer alegria de volta ao ato de criar.

VOCÊ PODE SER UM PAI MAIS TRANQUILO

"Construir um lar cheio de amor e compaixão, sem gritos e julgamentos, não foi um presente apenas para os meus filhos; foi um presente para mim também. Cresci rapidamente não apenas como mãe, mas como pessoa. Sou muito grata à Dra. Laura Markham, que tem sido uma luz na minha vida."

– Jennifer, mãe de quatro crianças de 15, 12, 9 e 6 anos.

Este livro foi desenvolvido com base no trabalho que realizei com centenas de pais por meio do *site Aha! Parenting* e em sessões de treinamento particulares. Sou formada em Psicologia Clínica, com especialização em desenvolvimento infantil e parentalidade. Passo os dias pensando em como ajudar as crianças a prosperar e trabalho com pais para ajudá-los a criar crianças felizes, saudáveis emocionalmente e autodisciplinadas.

Quanto mais pais conheço, mais me convenço de que todos eles estão fazendo o melhor que podem para os filhos. Porém, a maioria dos pais não recebe as informações necessárias para ajudar os filhos a se tornarem seres humanos maravilhosos. Na verdade, pais costumam ouvir muitos conselhos contraprodutivos, ou até mesmo destrutivos, que acabam tornando o ato de educar uma luta:

"Como ela vai aprender a se acalmar sozinha se você não a deixa chorar?"
"Elogie-o e diga como ele é bom, quantas vezes puder!"
"Ah, ela está chateada? Faça algo para distraí-la o mais rápido possível!"

"O melhor jeito de acabar com uma birra no mercado? Fale que você está indo embora e saia andando. Pode acreditar em mim, ele vai te seguir!"

"Ela está te manipulando."

Conforme explicarei, muitas das práticas comuns para educar crianças criam lutas e tensões desnecessárias entre pais e filhos. Aprendemos que devemos controlar o comportamento de nosso filho, mas como? A força só funciona quando a criança é pequena, e, quando não satisfazemos às necessidades e emoções que guiam aquele comportamento, há uma piora dos problemas. Ao mesmo tempo, estamos involuntariamente sabotando o desenvolvimento emocional saudável que queremos para nossos filhos. Pior ainda, isso pode desgastar a empatia que temos por ele, já que, em vez de seguirmos nossos instintos – que dizem, naturalmente, para satisfazermos às necessidades de nossos pequenos –, endurecemos nosso coração. Diversas vezes escuto pais me falarem que gostariam de ter entendido as ideias deste livro quando o filho nasceu. **Pais e mães serenos, filhos felizes** foi desenvolvido para ajudar você a criar um relacionamento excepcional com seu filho e, durante o processo, criar um ser humano feliz, autodisciplinado e emocionalmente saudável.

ACEITAÇÃO DO GRANDE AMOR

Se estiver procurando por uma pesquisa científica que embase suas decisões paternas, pensando em como lidar com um desafio específico, ou pronto para arrancar os cabelos, você veio ao lugar certo. Ninguém está 100% tranquilo, senão nosso trabalho aqui teria terminado. Toda vez que você decide se tratar e tratar seu filho com mais compaixão, está dando um passo em direção à paz interior e a mais felicidade.

Conforme avança por este livro, lembre-se de se dar o crédito por cada progresso na direção correta. Toda mudança acontece seguindo um passo de cada vez. A vida é apenas um lento acúmulo de momentos, sendo que cada momento nos dá uma nova chance de mudar as direções. Mesmo se mudarmos nossas reações para apenas algumas coisas que acontecem hoje, perceberemos que estamos seguindo uma nova direção. E, antes de percebermos, estaremos em uma paisagem completamente nova.

Todo mundo quer criar filhos próximos, que nos adorem, que carreguem nosso legado de amor quando partirmos. Queremos que nossos filhos crescidos prosperem com as raízes e asas que demos a eles, que se lembrem de uma infância com amor e das risadas de pais que os faziam se sentir tão bem consigo mesmos que nada parecia impossível. Aquele relacionamento futuro com seu filho já está tomando forma.

Não há pais ou crianças perfeitas. Mas há diversas famílias que vivem na aceitação do grande amor. Este livro é dedicado a você, que está construindo uma dessas famílias.

PARTE 1:

CONTROLAR-SE

"Uma das partes fornecida por você que parecia estar faltando antes, foi o fato de que eu precisava me ajudar e me perdoar e ter paciência, do mesmo modo que estava tentando ter com minha filha. E eu precisava aprender, internalizar de verdade, que a malcriação dela não era reflexo de mim ou de mim como mãe (pelo menos na maioria das vezes!), mas, sim, do modo como ela estava se sentindo e das suas necessidades naquele instante."

– Alene, mãe de duas crianças com menos de 4 anos.

1

PAIS E MÃES SERENOS CRIAM CRIANÇAS FELIZES

Segue um antigo ditado: criar filhos é a tarefa mais difícil que existe. Mas por que é tão difícil? Quando faço essa pergunta ao público, os pais costumam oferecer duas razões. Primeiro, porque as chances de dar errado são altas. Segundo, porque não há respostas claras sobre como fazer isso do modo certo.

Uma resposta está certa e a outra, nem tanto. As chances de dar errado são realmente altas. Mas sabemos, na verdade, como criar uma criança feliz, responsável, atenciosa, emocionalmente saudável e autodisciplinada. Há uma grande variedade de pesquisas importantes sobre esse assunto, e os pais ficarão encantados após aprenderem como esse tópico é sensato. Vários estudos têm mostrado que pais que agem com tranquilidade e respeitam as necessidades individuais do filho, impondo limites de forma compassiva e treinando as emoções do rebento de maneira construtiva, criam crianças espetaculares. É sensato, mas difícil. Como todos os pais sabem, a parte mais difícil é controlar nossos próprios gatilhos emocionais, para que possamos tornar isso real pelo menos durante algum tempo.

Independentemente dos desafios individuais de seu filho, se quiser ser um bom pai, você terá que se aprimorar. Uma criança não causa a raiva ou a ansiedade que nos liga às forças poderosas oriundas de nossos medos e dúvidas. Nossas experiências da infância, nossos traumas antigos, sejam grandes ou pequenos, fazem parte de quem somos. Além disso, são aquela parte nossa que toma o controle cada vez que ficamos chateados; então, quando você está bravo ou assustado, saiba que isso quase sempre ocorre por causa de uma experiência ruim antiga que norteou suas reações. As crianças conseguem disparar esses sentimentos infelizes da nossa infância, então, o único jeito de sermos pais tranquilos é prevenindo sentimentos antigos de maneira consciente, para que não causem novos problemas.

Na verdade, o que mais queremos para nossos filhos depende de nosso trabalho interno. Queremos criar crianças felizes, amadas pelos outros e que tenham sorte no amor. Se conseguirmos refletir sobre nossos antigos relacionamentos de infância e aprendermos a nos cuidar, conseguiremos oferecer aos nossos filhos – *você poderá oferecer a seu filho* – uma conexão segura que será a base para relacionamentos afetuosos pelo resto da vida. Não podemos controlar o que acontece com eles. Mas podemos fazer com que fiquem, provavelmente, próximos de pessoas que os tratem bem e os ajudem a encontrar um significado profundo na vida.

Também queremos criar crianças que consigam controlar o próprio comportamento, não somente porque são mais fáceis de conviver, mas também porque é nosso trabalho como pais. Sabemos como criar essas crianças. Quando controlamos nossas emoções, nossos filhos aprendem a controlar as deles. Isso possibilita que controlem o próprio comportamento, presumindo que estejam conectados o bastante conosco para que queiram isso.

Por fim, queremos que nossos filhos tenham sucesso. Não necessariamente no sentido de ganhar recompensas oferecidas pela sociedade por causa de suas conquistas, mas no de descobrir, aperfeiçoar e compartilhar seus dons únicos por toda a vida. Também sabemos como ajudar essas crianças. Boa parte disso tudo tem relação com o ato de administrar nossas próprias ansiedades, que deixa o nosso filho livre para descobrir tudo sozinho e construir confiança e resiliência.

Algumas crianças nascem com temperamento mais difícil e, para esse tipo de criança, nosso trabalho interno como pais é mais importante ainda. Mas sem levar em consideração o que seu filho traz ao mundo, o modo como você responde a ele formará a habilidade dele de aproveitar a vida ao máximo. Seu filho vai amá-lo e frustrá-lo, animá-lo e irritá-lo. Como consequência, também pedirá a você, na realidade, para crescer.

Se conseguir perceber quando está sendo provocado e se acalmar antes de fazer algo, baixar a ansiedade, refletir sobre suas experiências e fazer as pazes com ela, conseguirá criar crianças felizes e emocionalmente saudáveis, bem-sucedidas em diferentes aspectos. Você poderá se tornar alguém tranquilo, criando crianças felizes.

SUA PRIMEIRA RESPONSABILIDADE COMO PAI OU MÃE

"Atenção plena: possibilita que uma emoção se estabilize e passe, sem se focar nela." – Benedict Carey[1].

"Atenção plena: não significa bater na boca de alguém." – Criança de 11 anos, citada por Sharon Salzberg[2].

Seu filho provavelmente deve se comportar como uma criança; portanto, alguém que ainda está aprendendo, tem prioridades diferentes das suas e nem sempre consegue administrar seus sentimentos ou suas ações. Sem dúvida, seu comportamento infantil, às vezes, vai tirar você do sério. Mas o problema é quando a gente também começa a agir como criança. Um dos dois deve agir como adulto, caso queiramos que nossos filhos aprendam a ser um! Se conseguirmos nos manter em atenção plena, ou seja, se percebermos nossas emoções e as deixarmos passar sem nos focarmos nelas, demonstraremos controle emocional, e nossos filhos aprenderão ao nos observar.

Há uma razão de as companhias aéreas nos falar para colocarmos as máscaras de oxigênio em primeiro lugar. As crianças não conseguem alcançá-las, e não podemos ter certeza de que vão utilizá-las do modo adequado. Se desmaiarmos, nossos filhos não poderão nos salvar, nem salvar a si mesmos. Então, mesmo se nos sacrificássemos para salvá-los, é nossa responsabilidade colocarmos as máscaras primeiro.

Do mesmo modo, as crianças não conseguem controlar a raiva sozinhas. Não conseguem lidar com aquele ciúme que as estimula a bater na irmãzinha. Precisam da nossa ajuda para lidar com o medo de que não as amamos, porque, de alguma maneira, não são boas o bastante. Sabem que, se fossem realmente boas, não iriam querer bater na irmã, ou roubar aquele pedaço de doce, ou se jogar no chão e gritar. Mas não conseguem se controlar, por mais que tentem – algo parecido com quando a gente come aquela fatia a mais de bolo.

Então, como no caso da máscara de oxigênio, você deve ajudar seu filho a lidar com emoções, para auxiliá-lo com seu comportamento. Infelizmente, quando você está estressado, exausto e sem energia, não é possível estar presente para os filhos de modo construtivo, igual a desmaiar em um avião.

É por isso que sua primeira responsabilidade ao educar é ter atenção plena de seu estado interior. Atenção plena é o oposto de "perder" a cabeça. Não me entenda mal – atenção plena não significa que você não sinta raiva. Ter atenção plena significa que você presta atenção a tudo o que está sentindo, *mas não se foca nisso.* A raiva faz parte de todos os relacionamentos. Reagir a isso sem pensar, com palavras ou ações, é o que compromete nossa parentalidade.

As emoções são úteis, assim como as setas de direção em um painel de controle. Ao notar uma luz vermelha piscando no carro, você não cobriria ou arrancaria o fio que está causando isso, certo? Daria ouvidos àquela informação e responderia a ela, levaria o carro para trocar o óleo, por exemplo. O desafio das emoções humanas é que, frequentemente, estamos confusos sobre o que fazer quando as sentimos. Estamos programados para reagir a todas as emoções "negativas" (aquelas luzes vermelhas que ficam piscando na psique e acendem durante o dia), escolhendo um dos três modos: lutar, voar ou congelar.

Na maioria das emergências, essas estratégias funcionam bem. Mas criar, apesar de nossos medos, não costuma ser uma emergência. Normalmente, na parentalidade e na vida, a melhor resposta para emoções perturbadoras é refletir, não reagir. Em outras palavras, não faça nada enquanto estiver armada.

Às vezes, você está repleta de hormônios que dizem: "lutar ou voar", mas, se conseguir se treinar para perceber quando está começando a perder o controle, terá a opção de voltar ao estado de equilíbrio. Aquele lugar tranquilo dentro de nós garante que nossas ações sejam sábias e afetuosas.

Mas o que acontece quando não conseguimos alcançar isso? Quando nosso filho está fazendo algo que está nos enlouquecendo e nossos esforços para acalmá-lo não estão funcionando?

ROMPENDO O CICLO: CURANDO AS PRÓPRIAS FERIDAS

> *"Sem reflexão, o ciclo se repete... Pesquisas demonstram que o apego de nossos filhos a nós será influenciado pelo que aconteceu conosco quando éramos jovens, caso não analisemos e entendamos essas experiências."*
>
> *– Dan Siegel*[3].

O renomado psicólogo D. W. Winnicott fez diversas observações sábias sobre pais e filhos. Minha favorita é a de que crianças não precisam que os pais sejam perfeitos. Tudo o que precisamos fazer é evitar machucá-las e oferecer-lhes a "devoção normal", sempre necessária, dos pais.

Infelizmente, isso não é tão fácil como parece. Primeiro, não há nada de normal sobre devoção. Devoção, como pais e mães sabem, é andar de um lado para outro às duas da manhã, segurando um bebê com infecção de ouvido, que não para de gritar. Devoção é se arrastar até a cozinha para preparar o jantar dos filhos após um longo dia, quando tudo o que você mais queria era se deitar no sofá e desaparecer por um instante. Devoção é tirar o casaco em uma noite fria para colocá-lo sobre uma criança que está dormindo no banco traseiro do carro. Essa devoção normal é o mesmo amor intenso que fez com que pais, durante toda a história da humanidade, se arremessassem entre o filho e o perigo, desde um vidro estilhaçado até soldados inimigos.

Todavia mesmo se expressarmos aquela devoção de boa vontade que temos em colocar nossos filhos em primeiro lugar, ainda assim não é fácil ser pais "bons o bastante". Até mesmo pais devotados, frequentemente, machucam ou deixam cicatrizes sem perceber. Isso inclui pais que amam os filhos, que poderiam ser heróis e se sacrificariam se fosse necessário. Por que a lacuna entre nossas intenções e nossas ações? A razão disso é que, enquanto nunca machucaríamos um filho em sã consciência, boa parte do ato de educar um filho, como em qualquer relacionamento, acontece quando não estamos em sã consciência.

É fato que quase todos nós nos machucamos durante a infância, e, quando não curamos essas feridas, elas nos impedem de educarmos nossos filhos do modo como realmente gostaríamos. Caso você tenha um local que lhe tenha causado dor quando criança, essa magoa lhe causará dor novamente durante a parentalidade e, consequentemente, machucará seu filho.

Vamos pensar em alguns exemplos: o pai que, sem perceber, educa o filho do mesmo modo que seu pai o educou. A mãe que não consegue estipular limites ao comportamento dos filhos por não conseguir suportar que tenham raiva dela e acaba criando crianças egoístas e ansiosas. Pais que trabalham durante muitas horas porque não acreditam no próprio potencial em se interessar (traduzindo: amar) pelos filhos. Para todos nós, a tarefa é analisar nossas próprias cicatrizes – algumas modestas, outras mais dolorosas – de maneira consciente, para que não causemos cicatrizes novas em nossos filhos.

Uma notícia maravilhosa é que o ato de ser pai ou mãe fornece um mapa que mostra onde estão aquelas cicatrizes e nos fornece uma chance de escavarmos lá no fundo e nos curarmos. Nossos filhos têm a habilidade excepcional de mostrar nossas feridas, de prolongar nossos medos e raivas. Mais que o melhor mestre *zen* ou terapeuta, nossos filhos nos dão a oportunidade perfeita de crescermos e nos curarmos. A maioria dos pais diz que amar os filhos os transformou: tornaram-se mais pacientes, mais compassivos, mais altruístas. Sempre seremos mais sensíveis aos problemas que moldaram nossa primeira psique, mas, à medida que curamos as mágoas persistentes, nosso comportamento deixa de ser impulsionado por ela e descobrimos que essas cicatrizes nos informam, nos motivam e nos tornam pais melhores.

Então, como curar os problemas de infância e se tornar o pai que você deseja para seus filhos?

• **Crie com consciência.** Se prestarmos atenção, conseguiremos notar quando nossos filhos nos tiram do sério. Não que as crianças não estejam agindo como crianças – elas sempre agem. É da idade. Mas, o que para alguns pais seria um incômodo, para outros seria tratado com atitude calma, afetuosa e cômica, que ajuda as crianças a TER VONTADE de se comportar. Toda vez que nos "armamos", tropeçamos em algo que precisa ser curado. De verdade toda vez que seu filho tira você do sério, está mostrando algum problema seu que não foi resolvido durante a infância.

• **Rompa o ciclo. Utilize o botão de pausa interno.** Você não precisa repetir a história com seus filhos. Mesmo que já esteja no caminho errado, PARE! Respire fundo e pressione o botão de pausa. Lembre-se do que está prestes a acontecer caso você não vá por outro caminho. Feche a boca, mesmo no meio da frase. Não tenha vergonha; você está demonstrando bom controle da raiva. Fique com vergonha durante uma birra.

• **Entenda como as emoções trabalham.** Raiva é uma mensagem de que algo não está indo bem em nossa vida. O problema é que também é um estado biológico que não nos ajuda a encontrar as melhores soluções. Quando estamos sob o controle de reações químicas que nos deixam "bravos", fazemos e dizemos coisas que em outra ocasião não faríamos ou diríamos. Quando seu corpo e suas emoções estão no modo "lutar ou voar", seu filho sempre parece o inimigo. Respire fundo e espere se acalmar antes de tomar qualquer decisão ou fazer algo.

• **Pressione o botão reiniciar na própria "história".** Você não pode mudar o fato de ter tido uma infância dolorosa. Mas pode mudar o que está trazendo consigo da infância: sua "história". Para isso, reflita sobre o assunto, sinta esses sentimentos dolorosos e considere novos ângulos. Caso seu pai tenha abandonado a família e você chegou à conclusão de que não era boa o bastante, é hora de cair na real e entender, sob seu ponto de vista de adulto, que era muito boa e não foi a responsável pela partida. Se sua mãe lhe bateu e você chegou à conclusão de que era uma criança má, seria melhor concluir que sua mãe estava assustada e, naquele momento, teria batido até mesmo na criança mais angelical do mundo. Você era igual a qualquer outra criança: procurava amor e atenção dos únicos modos que conhecia. Aceitar sua história e reescrevê-la pode ser um processo doloroso, mas é libertador. É também a única forma de se tornar o pai tranquilo que quer ser para seu filho.

- **Desestressar.** Quando estamos estressados, é difícil ser o pai ou a mãe que queremos. Desenvolva hábitos que o ajudem a desestressar: faça exercícios regularmente, pratique ioga, tome um banho quente, medite. Não tem tempo? Reúna a família toda. Coloque uma música e dancem juntos, façam uma caminhada, ponha todos para dormir cedo após contar uma história em uma sexta-feira, para que tenham uma noite calma e relaxante e consigam colocar o sono em dia.
- **Procure ajuda para resolver antigos problemas.** Todo pai ou mãe precisa de ajuda e oportunidade para conversar sobre o árduo trabalho que estão realizando. Às vezes, podemos fazer isso com amigos ou parentes de modo informal. Às vezes, podemos fazer uma "parceria de escuta" mais formal com outros pais, de acordo com que Patty Wipfler, de *Hand in Hand Parenting*, defende, o que pode salvar vidas. Talvez você se interesse em fazer parte de um grupo ou comunidade de apoio a pais. Se se sentir travado, procure um conselheiro para ajudá-lo a seguir em frente, mais feliz, na vida. Não há razões para sentir vergonha de pedir ajuda; mas negar a responsabilidade de ser pai ou prejudicar o filho física ou psicologicamente são motivos de vergonha. Se você acredita estar precisando de ajuda, não espere. Procure agora.

Não existem pais perfeitos, pois os seres humanos são imperfeitos por definição. Não importa quão melhoremos, nem sempre vamos conseguir causar impacto positivo em nossos filhos. Todavia, sempre que prestamos atenção, pressionamos o botão de pausa interior e controlamos o estresse, estamos ficando mais tranquilos. Isso dá uma dose maior de felicidade a qualquer criança.

Winnicott estava certo. Nossos filhos não precisam que sejamos perfeitos. Precisam, na realidade, de um pai ou uma mãe que aceite o crescimento, que se redimam e abram o coração quando ele estiver endurecendo.

COMO CONTROLAR SUA RAIVA

"Essa abordagem é muito poderosa e foi transformadora para mim. A melhor parte disso tudo é não precisar ser perfeita. Você tem que ser verdadeira, honesta e capaz de admitir que estava errada. Em vez de criar momentos conflituosos durante o dia, você estará criando conexões, momentos carinhosos e compartilhando suas verdadeiras emoções com os filhos. Esses momentos verdadeiros ensinam nossos filhos a conseguirem ser os melhores, não perfeitos, apenas verdadeiros."

– Carrie, mãe de dois meninos com menos de 4 anos.

Enquanto ser humano, você constantemente estará no estado "lutar ou voar", e seu filho começará a parecer um inimigo. Quando estamos repletos de raiva, ficamos fisicamente prontos para lutar. Os hormônios e neurotransmissores estão inundando nosso corpo. Fazem com que os músculos se tensionem, a pulsação fique acelerada, a respiração se torne mais rápida. É impossível se manter calmo nesse estado, mas sabemos que não queremos dar umas palmadas em nossos filhos, mesmo que isso possa trazer alívio momentâneo.

Então, comprometa-se agora a: não dar palmadas, não xingar, não chamar seu filho de alguns nomes e não fazer ameaças. E gritar? Nunca grite com seus filhos, isso é birra. Se você realmente precisar gritar, vá para o carro, feche as janelas e grite onde ninguém possa ouvi-lo; não use palavras, porque elas o deixarão ainda mais bravo.

Seus filhos também ficam bravos; então, ao se comprometer com um controle de raiva construtivo, você estará lhes dando um duplo presente. Além de não os machucar, estará oferecendo a eles um exemplo . É comum seus filhos o verem com raiva de vez em quando, mas o modo como você lida com essas situações vai ajudá-los bastante. Você quer ensinar a eles que o uso da força é correto? Que pais e mães também fazem birra? Ou que a raiva faz parte do ser humano e aprender a controlá-la com responsabilidade faz parte do crescimento? Aqui está como fazer isso.

- **Pare um instante.** Reconheça que um momento de raiva não é a melhor saída para lidar com qualquer situação. Em vez disso, tire um tempo para si mesmo e volte quando estiver pronto para ficar calmo. Se seu filho já tiver idade para ficar sozinho por um instante, vá ao banheiro, jogue água no rosto e respire. Apenas diga, da maneira mais tranquila possível: *Estou muito nervoso para falar sobre isso agora. Vou dar um tempo e me acalmar.* Tirar o time de campo momentaneamente não faz com que seu filho ganhe. Ele se convencerá de quão séria é a infração, além de ser exemplo de autocontrole. Se seu filho tiver idade para se sentir abandonado ao ser deixado por um instante, use a pia da cozinha. Depois, sente-se no sofá por alguns minutos. Ao lado da criança ou atrás de uma porta fechada, utilize esse momento para se acalmar, não para entrar em "parafuso" e ficar pensando se está no caminho certo. Respire fundo e recite, em silêncio, um pequeno mantra para restabelecer a calma. Seu filho o estará observando. Não se preocupe se você precisa ensinar uma lição sobre o que ele fez de errado. Ele está captando uma das lições mais importantes que aprenderá: como controlar grandes emoções de maneira responsável.

Ajude o corpo a descarregar a raiva. Quando se sentir muito bravo, você precisa encontrar um jeito de se acalmar. Pare, respire, lembre-se de que não é uma emergência. Tire a tensão de você. Respire mais dez vezes profundamente. Se precisar fazer barulho, murmure. Talvez tente encontrar um modo de rir, que descarregue a tensão e mude seu humor. Até mesmo o ato de forçar um sorriso envia uma mensagem ao sistema nervoso de que não se trata de uma emergência, o que começará a acalmá-lo. Pressione o ponto de acupressão ao lado de cada uma das mãos (no local em que daria um golpe de caratê) enquanto respira e expressa a intenção de se acalmar. Se achar que precisa descarregar a raiva fisicamente, ligue o rádio e dance. Você pode seguir aquele antigo conselho de socar o travesseiro, mas talvez seja melhor fazer esse tipo de descarrego em local isolado, porque seus filhos podem ficar bastante assustados ao vê-lo batendo no travesseiro.

- **Mude os pensamentos para que possa mudar os sentimentos.** Se ficar pensando que seu filho é um pirralho mimado, que quando crescer se tornará um marginal, você não conseguirá se acalmar. O fato é que seu filho é muito jovem, está com dor e mostrando isso a você por meio do comportamento. Lembre-se: *Ele está agindo como criança porque É uma criança... Meu filho precisa do meu amor, principalmente quando menos* "merece"... *Está pedindo que eu o ajude com suas vontades e seus sentimentos mais válidos.*
- **Ouça a sua raiva, em vez de tomar uma atitude.** A raiva, assim como outros sentimentos, é tão necessária quanto nossos braços e nossas pernas. Somos responsáveis pelo que fazemos com isso. A raiva, normalmente, transmite uma lição valiosa para nós; contudo, exceto em algumas situações raras que necessitam de autodefesa, agir enquanto está com raiva dificilmente será construtivo, porque acabamos tomando decisões que nunca tomaríamos se estivéssemos em nosso estado racional. Uma maneira construtiva de lidar com a raiva é limitando o modo como a expressamos; ao nos acalmarmos, devemos usá-la para fins diagnósticos: o que está errado em nossa vida que nos faz sentir furiosos e como podemos mudar essa situação? Às vezes, a resposta está claramente relacionada à nossa forma de criar: precisamos mudar a abordagem antes que as coisas saiam do controle, talvez colocar as crianças para dormir meia hora antes, ou tentar melhorar a relação com nosso filho de 9 anos, para que ele pare de nos tratar rudemente. Às vezes, achamos que, na realidade, estamos com raiva de nosso cônjuge, que não está agindo como parceiro na educação dos filhos, ou até mesmo de nosso chefe. Às vezes, a raiva é um lembrete de que precisamos dormir mais ou desabafar mais

com um amigo que aceite ouvir todos os nossos sentimentos. E, às vezes, a resposta se refere ao fato de estarmos carregando tanta raiva não compreendida que acabamos descontando-a em nossos filhos, por isso precisamos procurar ajuda por meio de terapia ou de um grupo de apoio para mães e pais.

- **Lembre-se de que "expressar" raiva a outra pessoa pode reforçá-la e intensificá-la.** Apesar do saber popular de que precisamos "expressar" nossa raiva para que ela não nos consuma, pesquisas mostram que expressar raiva enquanto estamos nervosos nos deixa mais bravos, na verdade. Isso, portanto, faz com que a outra pessoa se sinta machucada, com medo ou nervosa, e cause uma ruptura no relacionamento. Relembrar a situação em pensamento sempre nos prova que estamos certos e a outra pessoa, errada, o que nos deixa mais uma vez mais bravos à medida que ficamos aflitos. O que funciona é se acalmar e depois encontrar um jeito construtivo de abordar o que estiver nos deixando nervosos, para que a situação seja resolvida e a raiva deixe de ser um gatilho.
- **ESPERE antes de disciplinar.** Quem disse que você precisa cortar o mal pela raiz? Isso nunca será o melhor para o desenvolvimento do seu filho a longo prazo ou até mesmo o melhor para prevenir que o problema aconteça de novo. Tente falar o menos possível até se acalmar; apenas diga algo como: *Preciso relaxar antes de conversarmos.* Se fizer uma pausa de dez minutos e ainda assim não se sentir calmo o bastante para resolver os problemas, você pode dizer: *Quero pensar sobre o que aconteceu e conversaremos sobre isso mais tarde.*
- **Independentemente do que aconteça, evite força física.** Dar umas palmadas pode fazer com que se sinta melhor naquele momento, já que toda a raiva é descarregada, mas faz mal à criança e, por fim, sabota toda e qualquer tentativa de ação positiva. De certo modo, dar umas palmadas, ou até bater, intensifica a raiva, o que gera um tipo de violência às vezes mortal. Faça o que estiver ao seu alcance para se controlar, inclusive sair do local. Caso não consiga se controlar e acabe recorrendo à força física, peça desculpas à criança, diga que não é certo bater e procure ajuda.

• **Evite ameaças.** Ameaças feitas enquanto se está bravo sempre serão insensatas. Em função de as ameaças só terem resultado se você estiver disposto a seguir em frente, prejudicam sua autoridade e fazem com que haja menos probabilidade de seu filho seguir as regras na próxima oportunidade.

• **Monitore o tom de voz e a escolha de palavras.** Pesquisas mostram que, quanto mais calmos falarmos, mais calmos nos sentiremos e, consequentemente, portanto, outras pessoas responderão com mais calma. Do mesmo modo, falar palavrões ou utilizar outras palavras fortes deixa não apenas a nós, mas também nossos ouvintes, mais chateados, e a situação acaba se intensificando. Temos o poder de acalmar ou aborrecer não somente a nós, mas também nossos ouvintes por meio do tom de voz e da escolha de palavras. (Lembre-se, você é o modelo.)

• **Leve em conta que você é parte do problema.** Se você está aberto ao crescimento emocional, seu filho sempre lhe mostrará onde precisa melhorar. Mas, caso não esteja, você se encontrará repetidamente preso no mesmo turbilhão com seu filho. Seu pupilo pode estar agindo de maneiras que perturbam você, mas você não é uma vítima indefesa. Primeiro, assuma responsabilidade para controlar suas emoções. Seu filho não vai se tornar um anjinho do dia para a noite, mas seus dramas diminuirão bastante a partir do momento que você aprender a se acalmar.

• **Continua bravo? Procure por sentimentos inexplorados.** Não se apegue à raiva. Depois que deu ouvidos a ela e fez as mudanças necessárias, liberte-a. Se isso não estiver funcionando, lembre-se sempre de que a raiva é uma defesa. É nossa proteção contra sentimentos de vulnerabilidade. Para dissolvê-la, olhe para a ferida ou o medo por trás dela. Se as birras de sua filha assustam você, ou se está chateada com seu filho por ele ter batido na irmã mais nova, em função de você já ter sido a irmã caçula que apanhou, reflita sobre esses sentimentos e cure-os. A partir do momento que está disposta a sentir sentimentos inexplorados, você não precisará da defesa da raiva, então ela se dissipará.

• **Escolha suas batalhas.** Cada interação negativa com seu filho consome certo capital de relacionamento. Foque-se no que interessa, por exemplo, o modo como seu filho trata outras pessoas. Levando tudo em consideração, o casaco que ele deixou no chão pode enlouquecer você, mas provavelmente não vale a pena colocar a conta bancária do seu relacionamento no vermelho.

• **Se estiver lutando constantemente com a raiva, procure aconselhamento.** Não se sinta envergonhado em procurar ajuda. Você está assumindo a responsabilidade de evitar que seu filho se machuque física ou psicologicamente.

COMO PARAR DE GRITAR COM SEU FILHO

"Amo seus conselhos. Mas acho que só funcionam quando consigo ficar calma, o que é muito difícil. Eu grito muito. Minha mãe gritava muito. Venho de uma família de pessoas que gritam. Como rompo esse ciclo?"

– Cynthia, mãe de três crianças com menos de 6 anos.

A maioria dos pais grita. Na maior parte do tempo, nem percebemos que estamos fazendo isso. Nossa voz apenas fica cada vez mais alta. Ou até sabemos que estamos gritando, mas, naquele momento, parecer haver uma justificativa. Afinal, você VIU o que aquela criança FEZ?!

Mas sabemos que as crianças reagem melhor se não gritarmos. Gritar intensifica uma situação complicada, transformando uma rajada de vento em tempestade. Todavia, de verdade, como você espera que seu filho aprenda a controlar as emoções se nem você consegue controlar as suas?

Contudo, se conseguirmos ficar calmos, todos se tranquilizarão. Isso demonstra controle emocional. Somos capazes de intervir de maneira mais eficaz para resolver problemas. Nosso filho aprende a passar do aborrecimento para a calma. O relacionamento com ele se fortalece. Ele coopera mais. Começa a controlar mais as próprias emoções.

E, vamos ser honestos, sabemos que é nossa própria bagagem que nos faz gritar. Alguns pais (de verdade!) entenderiam esse comportamento e seriam empáticos ou apenas fariam brincadeiras. Porque, não importa quão mau seu filho se comporte, ele está pedindo ajuda. Às vezes, precisamos ser firmes em relação ao comportamento, mas jamais precisamos ser maldosos. E você não conseguirá ajudar seu filho enquanto grita.

Não é fácil parar de gritar. Você pode querer parar desesperadamente, mas ainda assim continuar gritando. Se alguém gritou contigo, é mais difícil ainda não gritar. Mas, se sabe que quer parar de gritar, então isso será completamente possível – não importa quão arraigado esteja. Não é nada de outro mundo. Leva uns três meses. É igual a aprender a tocar piano: hoje você começa a tocar por escalas, aí pratica todos os dias e rapidamente consegue tocar melodias simples. Em um ano, estará tocando uma sonata. Vi milhares de pais fazerem isso.

Será que é tão difícil parar de gritar? Sim. Não é mágica. É necessário se esforçar constantemente e todos os dias. Ninguém pode fazer isso por você. Parece um milagre não gritar, mas é algo que você consegue. Se continuar se esforçando, vai chegar um dia que perceberá que não consegue se lembrar da última vez que gritou. Quer começar?

- **Comprometa-se.** Pesquisas indicam que, quando nos "comprometemos" de modo consciente e verbalmente a uma linha de ação, há grande probabilidade de alcançarmos tudo, principalmente se trabalharmos todos os dias para isso. Em contrapartida, apenas "desejar" que algo fosse diferente ou até mesmo se "arrepender" das coisas feitas não costuma mudar nada. Então, escreva sua intenção ("Falo com meu filho com respeito") em um papel e coloque-o em um lugar onde possa vê-lo sempre. Imagine como seu lar ficará agradável sem gritaria. Imagine-se respondendo com tranquilidade, até mesmo com empatia ou um pouco de humor, às coisas que hoje você responde com gritos. Imagine-se várias vezes nessa situação. Assim, você estará programando seu subconsciente.
- **Comprometa-se com sua família.** Aqui, há uma pegadinha. Você comprometer-se perante outra pessoa. Mais especificamente, deve prometer a seu filho que pretende parar de gritar, já que ele é, na realidade, a única pessoa que estará ao seu lado para lhe fazer manter a

palavra. É um pouco assustador? Sim. Mas você está dando o exemplo, e se quer que seu filho não grite contigo, esse é o caminho a seguir. Então, explique às crianças que decidiu parar de gritar. Faça um quadro de adesivos escritos "Voz de respeito" para receber recompensas. No fim do dia, cada criança (!) decidirá se você merece ou não um adesivo. É assustador? Sim. Mas é isso que o torna responsável. (Você tem algo contra quadro de adesivos? Eu também, para as crianças, porque esses quadros ensinam as lições erradas, o que será discutido no capítulo relacionado à disciplina. Mas já que pais e mães têm poder na família, esse é um caminho para fazer com que a criança possa manter os pais responsáveis. Não estou preocupada em ensinar aos pais uma lição errada. Só não ceda à tentação de, ao mesmo tempo, impor um quadro de adesivos para seu filho ter respeito. Ele tem menos autocontrole que você enquanto está bravo, portanto aprenderá mais seguindo seu exemplo).

- **Pare, relaxe e respire** cada vez que perceber que está levantando a voz, ou quase. Como?
- **Pare de falar** assim que perceber que está começando a perder o controle. Feche a boca. Não consegue parar de falar? Murmure, se precisar. Mas feche a boca.
- **Relaxe.** É sério. Relaxe por um instante. Não se trata de uma emergência. (Caso seja, tire todos do perigo e depois retome o processo.) Apenas SAIA DA SITUAÇÃO.
- **Respire fundo dez vezes.** Mexa as mãos. Isso fará com que saia do "estado mental reptiliano" – reação de lutar, voar ou congelar – e entre no estado mental consciente. Agora, você tem uma chance de mudar de atitude.
- **Lembre-se: você é o adulto** e seu filho está aprendendo tudo com base em suas atitudes, nesse momento. Olhe para a criança e diga: *Estou me esforçando para me manter calmo. Não quero gritar. Vou me acalmar e depois lhe darei uma segunda chance, ok?*

• **Faça o que estiver ao seu alcance para acalmar a reação de lutar ou voar de seu corpo** – respire mais profundamente, repita um mantra, jogue água gelada no rosto, olhe para o quadro de adesivos de respeito, lembre-se de que seu filho está agindo como criança porque É uma criança. Lembre-se de que não é nenhuma emergência.

• **Dê uma segunda chance.** Quando estiver fora do modo de lutar ou voar, você perceberá, pois seu filho deixará de parecer um inimigo e passará a ser o filho amado que você prometeu valorizar, amar e orientar de modo positivo, para que cresça e se torne uma pessoa adorável e maravilhosa. **Agora, comece a interação.**

É difícil, né? É MUITO difícil, quando você está repleto de substâncias neurotransmissoras que lhe dizem para atacar. Mas é simples. Basta adiar a interação até que esteja calmo.

• **Está pensando em como seu filho aprenderá se você não elevar o tom de voz?** Quando as crianças estão assustadas, entram no modo lutar ou voar. Os centros de aprendizagem do cérebro se desligam. A criança NÃO CONSEGUE aprender quando você grita. Intervir com tranquilidade e compaixão é sempre mais eficaz. Além disso, quando grita, você perde credibilidade com a criança. As crianças ficam menos abertas à sua influência.

• **Está se perguntando se talvez esteja deixando seu filho sem punição?** Ele está sofrendo, e sua "malcriação" é um SOS de que precisa da sua ajuda. Ele está chorando porque tem sentimentos que ainda não consegue entender e articular verbalmente. É claro que você estipula limites e redireciona o comportamento. Mas suas orientações NUNCA precisam ser más ou assustadoras. Seu filho deve seguir suas orientações porque ele o ama e jamais o decepcionaria, não porque o teme.

• **Está se perguntando se não está sendo falso?** Seu filho viu que você estava muito chateado. Também viu que você controlou as emoções de maneira responsável. Ser autêntico sobre a verdade de sua experiência não exige que você "jogue" tudo para cima de outra pessoa, sem barreiras. Como diria Dalai-lama: *Seja gentil sempre que possível.*

Sempre é possível. Além disso, são SEUS sentimentos, e apenas parte dessa emoção está vindo da interação com seu filho. A maior parte vem do seu passado e do modo como você lida com a situação.

- **E se, apesar de se esforçar, você não conseguir e gritar novamente?** No começo, você vai gritar mais de uma vez. Mas isso não é um erro, caso tire uma lição disso. Cada vez que não se controlar, pense nisso como uma oportunidade de mudar algo – da rotina, de atitude ou até mesmo em relação ao autocuidado, para que possa se sair melhor da próxima vez. Ajude-se para que possa mudar. Perceba que você ainda pode orientar seu filho, mas com respeito.

Se fizer isso toda vez que estiver gritando ou prestes a gritar, com o tempo desenvolverá atenção plena suficiente para parar antes de até mesmo começar a gritar. Mais adiante, abordaremos as maneiras que poderão ajudá-lo a realmente conseguir fazer isso.

PROCESSO DE TRÊS MINUTOS PARA MUDAR DO ESTADO DE ABORRECIMENTO PARA O DE TRANQUILIDADE

"Dra. Laura... Você diz que o melhor caminho para evitar gritos é esperar se acalmar e depois dar outra chance ao filho. Mas, quando fico nervosa, não me acalmo tão rápido. Às vezes demora uma hora para conseguir me distrair. No meio-tempo, meu filho fez algo errado e preciso corrigi-lo."

– Jen.

O processo de "Parar, relaxar e respirar" presume que você consegue se acalmar rápido o bastante para dar "uma segunda chance" ao que o tirou do controle. Contudo, quando seu corpo entra no modo lutar ou voar, você fica repleto de neurotransmissores que lhe dizem para atacar. Seu filho parece o inimigo, e você sente uma vontade urgente de "corrigi-lo".

Mas não demora uma hora para o corpo se acalmar, a menos que se depare com um tigre. De verdade. Não importa o que a criança fez, com certeza não era uma emergência. Se você está demorando mais que alguns minutos para se acalmar, é porque seu corpo não entendeu que foi um alarme falso. Ele continua no modo lutar ou voar. E sua mente continua com raiva, então acaba demorando uma hora para "distraí-la".

Não importa o que seu filho acabou de fazer, você conseguirá reagir de forma mais construtiva quando estiver tranquilo. Aqui está um momento Ahá! de três minutos para se transformar e começar a ver as coisas de maneira diferente, bem como acalmar a sua reação de lutar ou voar.

Primeiro minuto: Que pensamento o está aborrecendo?

• Diga para si mesmo, mentalmente. Pode ser algo como: *Ele não está respeitando minha autoridade... Tenho que cortar o mal pela raiz* ou *Ele está apenas me manipulando!*.

• Leve em conta que esse pensamento que o está aborrecendo provavelmente vem do medo. Portanto, não é tão real como a interpretação de uma situação advinda do amor.

Segundo minuto: Perceba que toda história sempre tem dois lados.

• Considere que seus pais sem dúvida alguma tiveram esse pensamento sobre você, uma ou duas vezes, e você conseguiu se sair bem. Seu filho também vai se sair bem.

• Considere a situação sob a perspectiva da criança. Por exemplo, *ele está me mostrando quão aborrecido está... ele pode ter esses sentimentos.*

• Considere como seus pensamentos perturbadores o fazem cuidar do seu filho. Se desistir deles, como você reagiria ao seu filho?

Terceiro minuto: Ajude o corpo a liberar esses sentimentos.

• Pressione o ponto de acupuntura na extremidade da mão (o ponto do golpe de caratê) enquanto respira profundamente.

• Diga a si mesmo enquanto o está pressionando: *Embora esteja aborrecido, estou seguro. Consigo me acalmar e resolver esta situação.*

• Será ótimo se conseguir bocejar, pois isso significa que seu corpo está liberando. Quanto mais praticar, mais rápido seu corpo se acalmará.

Agora, volte ao seu filho e comece tudo de novo baseando-se no amor. Parece difícil? É difícil, porque, quando estamos com raiva, ficamos sobrecarregados de hormônios de ataque. No entanto, quando abrimos um pouco a perspectiva, chegamos à raiz dos pensamentos que disparam o grito e conseguimos mudá-los. Todo pensamento vem do medo ou do amor. Escolha o amor.

QUANDO A CRIANÇA FAZ BIRRA: COMO MANTER A CALMA

"Estou tendo dificuldades com minha falta de habilidade em me manter no presente e mostrar empatia aos meus filhos mais novos quando estão fazendo birra... algo se transforma em mim, e minhas boas intenções desaparecem, aí só tenho vontade de fugir deles. Não sei como mudar esse comportamento, porque parece que está completamente enraizado em mim."

– Laura, mãe de 2 filhos.

É comum as crianças se aborrecerem, porque ainda são inexperientes e imaturas cognitivamente. É nossa função nos mantermos calmos quando elas estão aborrecidas, pois isso as ajudará a desenvolver as vias neurais para se acalmar. Porém, a maioria de nós acha difícil se manter empático quando nosso filho começa a surtar. Algo dentro de nós quer gritar: *Não!*.

- *Não, agora não tenho tempo para isso!*
- *Não, você está me fazendo passar vergonha; está todo mundo olhando!*
- *Não, o que estou fazendo de errado para que ela faça birra de novo?*
- *Não, por que ela faz isso comigo?!*
- *Não, será que você não consegue apenas engolir isso como eu faço?*

Bingo! A maioria de nós aprendeu quando criança que nossos sentimentos eram inaceitáveis, ou até mesmo perigosos. Então, quando nosso filho faz birra, aquela criança dentro de nós é ativada. O perigo sinaliza um clarão. Como sempre, quando surge um perigo, sentimos certo pânico. Queremos fugir (isso é voar) ou sentimos uma fúria repentina – queremos FAZER com que a criança pare (isso é lutar) ou ficamos parados (isso é congelar).

Devemos segurar a criança com empatia, permitindo que libere todos esses sentimentos? Aceitando essa raiva mesmo que direcionada a nós, sem levar para o lado pessoal? Para a maioria dos pais, isso é um exagero. Todas as nossas boas intenções desaparecem.

Ainda assim, toda criança tem inúmeras experiências de medo, raiva, frustração e tristeza. Precisam expressar essas experiências e fazer com que as escutemos. Com o tempo, isso fará com que aprendam a controlar as emoções. Na realidade, somos um exemplo. Nosso filho aprende a controlar as emoções e o comportamento quando nos assiste controlando NOSSAS emoções e comportamento.

Então, o que podemos fazer para abordar nossos sentimentos arraigados, para que possamos apoiar nossos filhos?

- **Reconheça seus sentimentos.** Nosso pânico ao ver as emoções mais primitivas de nosso filho é um problema que vem de nossa infância. O único modo de superarmos é observando a maneira pela qual isso nos ajudou quando éramos pequenos. Diga ao pânico que está surgindo: *Obrigada por me manter segura quando era pequena. Agora já cresci. Posso sentir isso.*
- **Lembre-se de que não é uma emergência.** *É normal sentir isso quando meu filho está aborrecido. Mas não importa o que aconteça, posso cuidar disso.* Não é uma ameaça; é seu filho querido que precisa de sua ajuda carinhosa nesse instante. Se sua mente insistir em disparar alarmes, diga a ela que você lidará com essas preocupações mais tarde, não agora.
- **Lembre-se de que expressar sentimentos é algo bom.** Seu filho vai acabar tendo esses sentimentos. A única pergunta é se você aceita que ele os expresse ou se ensina a ele que são perigosos. Assim que ele sentir esses sentimentos, eles evaporarão. (Caso esteja se perguntando, as emoções que ele represa são as que surgem sem aviso e o fazem brigar.) Mesmo que não consiga dizer um *SIM!* sincero quando a criança começar a fazer birra, tente mudar o *NÃO* automático para um *OK* generoso, do mesmo modo que faz quando seu filho precisa de você.

- **Não se sinta pressionado.** Você não tem que consertar a criança ou a situação. Precisa apenas focar no presente. Seu filho não precisa de um copo vermelho, ou de qualquer outra coisa que esteja pedindo; ele necessita que você o aceite com carinho, com todos aqueles sentimentos entrelaçados. E a decepção, a fúria e a tristeza? Não tem problema, elas vão embora sem que você precise fazer nada.
- **Respire fundo e escolha o amor.** Cada escolha que fazemos, essencialmente, é um movimento em direção ao amor ou ao medo. Deixe o cuidado que você tem com seu filho lhe dar coragem para escolher o amor. Não somente o amor pelo seu filho, mas pelo filho que você já foi e pelo pai que é agora. Continue respirando e dizendo a si mesmo: *Escolho o amor"* Muito meloso? Pesquisas indicam que isso funciona. Porém, você pode facilmente escolher outro mantra eficaz: *Isso também vai passar... Me saí bem, e ele também se sairá... Posso cuidar disso....* O que for melhor para você.
- **Tolere a emoção sem tomar partido.** Caso queira, você pode resolver isso mais tarde. Ou até mesmo depois de alguns minutos, assim que se acalmar. Por ora, apenas se permita sentir isso. Respire durante todo o instante. Nomeie a emoção, se isso o ajudar. OK, raiva. Mas o que há por trás dela? Dor? Medo? Decepção? Perceba como seu corpo sente isso.
- **Mantenha a simplicidade.** Seu filho precisa que você testemunhe sua explosão de emoções e saiba que é uma criança adorável, apesar de todos aqueles sentimentos repulsivos. Explicações, negociações, remorsos, recriminações, conselhos, análise da razão de ele estar aborrecido ou tentativas de "consolá-lo" (*"Já deu, não precisa chorar, basta"*) vão acabar com esse processo emotivo natural. (É claro que você quer "ensinar", mas isso pode esperar. Seu filho só vai conseguir aprender depois que se acalmar.) Você não precisa dizer muitas coisas. O que importa é seu tom de voz calmo e carinhoso. Por exemplo:

Você está seguro. Estou aqui.

Te entendo. Às vezes, todos precisam chorar.

Você está me mandando embora, então vou ficar um pouco afastado, mas não vou te deixá-lo sozinho com esses sentimentos assustadores.

Quando estiver pronto, estou bem aqui para abraçá-lo

- **Encontre um modo de processar seus sentimentos.** Nada traz à tona emoções antigas como o ato de ser pai ou mãe. Além disso, você precisa desabafar, ou seja, sentir aquelas emoções e mandá-las para longe sem tomar partido. Alguns de nós fazemos isso por meio da escrita, ou simplesmente chorando, mas talvez você tenha que encontrar alguém que apenas o escute. Alguém que vai ser forte e não lhe dará conselhos. Alguém que não se surpreenderá quando você admitir querer jogar seu filho na parede ou deixá-lo no mercadinho, porque essa pessoa saberá que todos já passaram por esse tipo de situação, e que, na verdade, você não faria isso. Alguém que não vai ficar apreensivo e pensando se você ou seu filho podem sentir essas coisas. Alguém que vai deixá-lo chorar, que estará ao seu lado do mesmo modo como você estará ao lado do seu filho.

É um trabalho complicado para pais e mães, mas é um ótimo presente para os filhos. A boa notícia é que, após dizermos SIM para aquela enorme variedade de sentimentos das crianças, elas aprendem a controlá-los de maneira saudável. Na verdade, você observará resultados positivos logo após cada "birra" que resolver com amor, pois seu filho se sentirá muito melhor após esvaziar aquela mochila cheia de sentimentos. É o amor incondicional em ação.

VOCÊ PODE SE APERFEIÇOAR CRIANDO O SEU FILHO

Minha reviravolta foi quando a Dra. Markham falou sobre ser pai ou mãe com o próprio copo cheio. Se começarmos o dia de mãos vazias, não teremos nada para dar aos nossos filhos. É muito importante encontrar maneiras de recarregar nossas energias, por isso todo dia acordo às 6 horas da manhã e faço uma caminhada sozinha. Isso me ajuda a ter energia e foco e a ficar pronta para concluir o dia e satisfazer às necessidades dos meus filhos. Sair com os amigos também é muito importante, por isso

entrei em alguns grupos na minha igreja para garantir que todos tenhamos aquele "tempo com amigos" de que precisamos.
– Amanda, mãe de uma criança de 4 anos e outra de 1 ano.

Sabe qual é a primeira promessa de pais e mães do mundo todo? Ser mais pacientes. Mas ter que se esforçar para ter paciência é sinal de que seu copo já está perigosamente vazio. A força de vontade foi a única coisa que nos direcionou até agora. O verdadeiro trabalho é manter o copo cheio para que você seja muito feliz e esteja presente para trocar algo com seu filho. As crianças adoram nossa presença alegre e se tornam mais felizes e mais cooperativas.

Se você estiver se sentindo frequentemente ressentido, esgotado ou exausto, se sua mente só se lembrar de coisas negativas sobre seu filho ou se estiver gritando o tempo todo com ele, pode estar sofrendo do que chamo de "Transtorno SAP" – Sacrificando-se no Altar da Parentalidade. É aí que nos esquecemos de nos dar a atenção de que precisamos. Não é bom se sentir carente. Isso acaba com a nossa alegria natural. E também não é bom para as crianças, que acabam tendo um pai ou uma mãe ressentida, negativa e impaciente. (Adivinhe se isso faz com que se comportem melhor.)

Por fim, você é responsável sobre como vai viver essa curta vida que lhe foi dada. No leito de morte, não haverá outra pessoa para culpar se tiver sido infeliz. O grande segredo da vida adulta é ainda estarmos crescendo, e ser pai ou mãe nos força a aprender a educar a nós mesmos, bem como a nossos filhos. Se você tiver idade mais avançada e conseguir criar seu filho sozinho, seus pais estão fora da jogada. Agora, a responsabilidade é sua. Você merece toda ternura de um recém-nascido. Dar esse amor a nós mesmos transforma o ato de educar, e nossa vida.

Será que isso significa que você deveria dizer a seu filho que ele pode esquecer do que necessita, já que agora é hora de atender às suas necessidades primeiro? Não, é claro que não. Ser pai ou mãe é aperfeiçoar seu filho, ou seja, perceber de que ele precisa e tentar garantir que ele consiga isso. Afinal, você é o adulto. Mas só conseguiremos ser os melhores se nos "educarmos".

Por um lado, trata-se de mudar o que você faz; educar-se com pequenos atos durante o dia. Por outro, trata-se de mudar sua atitude; encontrar paz em si mesmo. A solução é tentarmos fazer o melhor que pudermos em cada momento do dia, assim como fazemos com nossos filhos. Para que consigamos honrar não só nossas necessidades, mas as deles também. A parte ruim é que isso dá trabalho. Mas esse trabalho interno de nos aceitar com compaixão é o que nos transforma. Aqui está como fazer isso.

- **Tente estar bem consigo mesmo.** Apenas respire fundo e inunde o corpo de bem-estar. Inspire tranquilidade e expire estresse. Uma importante forma de "atenção" de que todos precisamos é apenas estarmos presentes no momento.
- **Sempre que notar que está ficando ressentido ou irritado, pare.** Pergunte-se: *De que preciso para me equilibrar neste momento?*. Em seguida, permita-se atender a essa necessidade – seu filho estando ou não presente. *(Precisa tirar cinco minutos para ficar apenas sentado, ouvindo os passarinhos? Ou de um copo de água? Ou cinco minutos para dançar uma boa música?)* Se não conseguir fazer isso agora, marque um encontro consigo mesmo para mais tarde. *(Um banho depois que as crianças forem dormir. Uma taça de vinho com o cônjuge. Dormir mais à noite.)*
- **Observe os momentos mais desafiadores do dia e encontre maneiras de se educar por meio deles.** É a sua vida, você está no comando, mesmo que não esteja sentindo isso. Ficar se fazendo de vítima não vai ajudar as crianças. A hora de dormir lhe deixa louco? Elabore um plano para que essa hora melhore, por exemplo, compartilhando mais responsabilidades com o cônjuge, começando a fazer isso mais cedo, criando um cronograma, dormindo mais ou saboreando uma xícara de chá enquanto lê para o seu filho.
- **Absorva toda a beleza e alegria de cada momento.** Pare de correr e desfrute da risada do seu filho, do cheiro doce do seu cabelo, de sua alegria ao aprender algo novo. "Relaxar" reabastece o espírito. Faz a vida ter sentido. Sua total presença faz com que seus filhos se inspirem para se relacionar e cooperar. E também cura o transtorno SAP.

QUANDO ESTIVER SE SENTINDO SOBRECARREGADO

- **Foque no que importa.** Seus filhos estão de barriga cheia? Já os abraçou e disse o quanto os ama? As crianças sentem quando estamos estressados e desconectados e reagem, então é comum que um abraço os traga de volta à realidade.
- **Procure ajuda.** Ser pai ou mãe é o trabalho mais difícil que existe. Todos precisamos de mais ajuda. Conforme a ensaísta Anne Lamott disse: "Cuide de si mesmo do mesmo modo como cuidaria daquele parente favorito com problemas mentais: com muito humor e diversos agrados". Não estou falando sobre mais biscoitos. Que tal dar um beijo doce em seu cônjuge (até mesmo se o casamento não parecer perfeito agora)? Abraçar seu filho (mesmo se ele também não for perfeito!)? Encontrar alguém com quem possa desabafar sobre quão isso é difícil (que não vai tentar consertar você ou seu filho)?
- **Ajude-se.** Converse consigo mesmo como se estivesse fazendo isso com alguém que ama. Afixe mensagens de incentivo por toda a casa para se animar. Deixe a louça na pia e vá tomar um longo banho de banheira. Permita-se observar, realmente, o pôr do sol. Antes de dormir, pense em três coisas que valoriza em si mesmo. Durma bastante.
- **Quando você se descontrolar, use isso a seu favor.** OK, você fracassou. Então, aproveite a oportunidade para transmitir uma lição de vida sobre como uma pessoa madura se desculpa, se reconecta e se corrige. Cada crise é uma oportunidade de se reaproximar de si mesmo caso esteja disposto a ver as coisas dos dois lados e de coração aberto.
- **Dê uma nova chance.** Quando perceber que está começando a aumentar o tom de voz, pare, respire e diga: "*Desculpe-me ... é meu mau humor ... vamos tentar mais uma vez ... O que eu queria dizer é...*". Você estará se responsabilizando por sua irritabilidade, para que seus filhos não se sintam como vilões.
- **Valorize seu filho.** Mesmo que ele o deixe louco, há algo nele que você ama. Quando perceber isso, diga a ele algo como: "*Faça mais*

isso, por favor". Como consequência, ele florescerá.

- **Nunca desista de seu filho.** As crianças sentem quando são abandonadas. Seu filho depende de você para que consiga preservar seu lado bom. Se achar que você está desistindo dele, desistirá de si mesmo. Ele se afastou? Vá atrás dele. Mas não pelo caminho errado. Aceite-o com seu amor e ele se juntará a você no caminho certo.
- **Continue escolhendo o amor.** Se prestar atenção, você perceberá que a vida é cheia de escolhas. Será que você deveria ser grosseiro com seu filho porque tem medo de que, se não o for, ele não aprenderá? Será que deveria mostrar a seu parceiro que você estava certo? Será que deveria parar a limpeza e tomar um banho de espuma? Basicamente, cada escolha é feita entre amor e medo. Tente sempre escolher o amor. Todos os dias, você recebe novas chances de interagir com seu filho de um jeito que cure os dois. Sua vida é a soma de suas escolhas. É claro que você fará escolhas ruins. Mas cada escolha muda as probabilidades disso acontecer.

É claro que ter um dia ruim todos os dias é sinal de que algo precisa mudar. Você merece se sentir bem. E seu filho merece ver o seu melhor lado, não seus restos.

10 REGRAS PARA CRIAR CRIANÇAS MARAVILHOSAS

> *"Vi grandes mudanças na minha filha em apenas um mês. Quando consigo transformar tudo em jogo ou em piada em vez de ficar aborrecida, ao mesmo tempo em que a faço cumprir as regras, ela não faz birra. Ela me escuta dizer "Não" de modo melhor, está mais feliz e mais doce. Trata-se realmente de eu agir melhor, porque aí ela faz o mesmo!"*
>
> *– Brianna, mãe de uma criança de 2 anos.*

Pais e mães normalmente me perguntam quais regras são importantes para criarmos ótimos filhos. Para mim, as regras mais importantes são direcionadas a nós, não a nossos filhos. Devemos começar assumindo nossa responsabilidade, e a regra final é terminarmos com a conexão. Tudo o que acontece no meio disso tem relação com treinamento a longo prazo.

1. Habilidade mais importante da parentalidade: controlar-se. Cuide-se para não descontar o que quer que seja em seu filho. Interfira antes que perca o controle dos seus sentimentos. Mantenha o copo cheio. Quanto mais você pensa em si mesmo com compaixão, mais amor e compaixão terá por seu filho. Lembre-se de que ele fará tudo o que você fizer, seja gritar ou se autodepreciar.

2. Compromisso mais importante da parentalidade: defender seu filho e não desistir dele. Você não grita com uma flor que não está crescendo, você a rega. Valorize seu filho e satisfaça às necessidades dele, não apenas o que acha que ele precisa. Cada criança merece uma pessoa que esteja, no mínimo, 110% a seu lado.

3. Segredo mais importante da parentalidade: apesar de todos os livros escritos sobre isso, punição não funciona. Punições sempre pioram o comportamento da criança. A coisa mais importante que você pode fazer para criar filhos responsáveis e atenciosos é não punir. Em vez de castigar, oriente seu filho com gentileza e estipule limites ao comportamento dele; crie empatia em relação aos sentimentos dele inclusive aqueles relacionados aos limites impostos. Tanto a empatia quanto as orientações e os limites são essenciais; um não funciona sem os outros dois.

4. De que as crianças precisam e ninguém conta: um local seguro para expressar os sentimentos, enquanto você "escuta". Se quer criar um filho que consiga controlar o próprio comportamento, primeiro ele tem que controlar as emoções que o levam a ter esse tipo de comportamento. E, se quer um filho que consiga controlar as próprias emoções, ele deve, primeiro, saber que dispõe de um local seguro (seus braços) para chorar e ficar bravo, onde ninguém o mandará ficar quieto. A risada libera as mesmas tensões que as lágrimas, por isso brincar com os filhos também é um jeito maravilhoso de apoiá-los para expressar seus medos e frustrações. Crianças que têm suporte com as próprias emoções quando pequenas aprendem a controlar os sentimentos (e, portanto, o comportamento) mais cedo.

5. O que seu filho gostaria que você entendesse: ele é apenas uma criança que está se esforçando. Espere um comportamento adequado à idade de seu filho, não a perfeição, e mantenha as prioridades. Seu filho está tomando forma perante seus olhos – ainda está se desenvolvendo e vai crescer com base naquele comportamento inadequado. O quarto bagunçado importa menos que o modo como ele trata o irmãozinho.

6. O mantra mais útil: não leve para o lado pessoal. Não importa o que a criança faça, se você responder a ela com calma quando começar a ser provocado, tudo será mais fácil. Não se trata de você, trata-se de seu filho, um ser imaturo que, com sua ajuda, está se esforçando para aprender e crescer. Cultive o senso de humor. Isso também lhe ajudará a evitar lutas de poder. Ninguém ganha uma luta por poder. Não insista em ser o certo; auxilie-o a manter a reputação dele. Quando seu filho tentar tirá-lo do sério, veja isso como uma oportunidade para tentar manter a calma e não o deixar controlá-lo.

7. O que você precisa lembrar quando estiver com dificuldade: toda malcriação vem de necessidades básicas que não estão sendo supridas. Descubra se seu filho quer dormir, comer, brincar, se aconchegar, se conectar, se divertir, com controle e segurança. Faça com que seus filhos saibam como você espera que se comportem. Dê-lhes um "andaime" – um ensinamento, passo a passo – para que consigam administrar o que se espera deles. As crianças QUEREM ser bem-sucedidas. (Mas, se não forem, isso é um problema de relacionamento, não de comportamento.)

8. O melhor especialista em parentalidade? Seu filho. Deixe que seu filho lhe mostre, desde a infância, quais são as suas necessidade. Ouça com o coração. Esteja disposto a mudar e a crescer – e aprenda a curtir o processo.

9. O que sempre varia? A mudança. O que funcionou ontem poderá não funcionar amanhã, então sua abordagem precisa evoluir com seus filhos. Cada um de nós tem o filho perfeito para nos ensinar o que precisamos aprender.

10. O que mais importa: permanecer conectado e nunca deixar de amar, nem mesmo por um instante. A maior razão para as crianças cooperarem é que elas o amam e querem lhe agradar. Proteja, sobretudo, o relacionamento com seu filho. É a única alavanca que você tem para influenciá-lo. É de que seu filho mais precisa. E essa proximidade é o que faz todos os sacrifícios valerem a pena.

PARTE 2:

ESTIMULAR A CONEXÃO

"Nos momentos em que paro e me reconecto com o mundo exterior, percebo o quanto amo meus filhos e estou pronta para estar ao lado deles. Esses momentos são meus divisores de água. Meus filhos sentem-se amados, valorizados e percebem que foram ouvidos. Quando corro e preencho minha mente de "coisas de adultos", minha vida se torna muito mais difícil tanto para mim, quanto para meus filhos. Todos sofremos com essa falta de conexão."

– Amber, mãe de 2 filhos.

2

O INGREDIENTE ESSENCIAL PARA PAIS E MÃES SERENOS, FILHOS FELIZES

A segurança de saber que tem alguém ao seu lado, cuidando dele, é o que permite que seu filho aprenda, caia, se machuque, se decepcione; em outras palavras, cresça e desenvolva resiliência. Quando as crianças se sentem conectadas a nós de modo seguro, aprendem a se amar e a amar outras pessoas. O antigo ditado sobre darmos asas às nossas crianças para que mais tarde possam voar é completamente verdadeiro e requer um elo seguro. Além disso, uma boa conexão é o segredo de ser um pai ou uma mãe feliz. É por isso que a conexão é uma das *Três grandes ideias* deste livro.

Conforme veremos adiante, as outras *duas grandes ideias* também estão contidas na "***conexão***". ***Aconselhar em vez de controlar*** não será possível apenas se seus filhos não acreditarem que você esteja do lado deles de modo profundo e implícito. Quanto a ***controlar-se***, sua própria completude emocional determinará quanto você consegue se conectar profundamente com seu filho.

POR QUE A CONEXÃO É O SEGREDO DE UMA PARENTALIDADE FELIZ

É comum pais e mães abordarem a conexão com os filhos como um dever. Afinal, temos uma longa lista de obrigações e o que realmente queremos é uma hora para nós, sem ninguém nos amolando. Mas a verdade é que o vínculo é nossa recompensa por todo o trabalho árduo. Os momentos que amoleceram nosso coração fazem com que todos os sacrifícios tenham valido a pena. E nossos filhos precisam saber que nos divertimos com eles ou não vão acreditar que mereçam ser amados. Na verdade, a habilidade de curtir um filho pode ser o fator mais importante do desenvolvimento dele. É isso o que instiga você a fazer automaticamente todas as coisas que o ajudam a prosperar, desde fazê-lo dormir durante a infância até fazer baderna com ele aos 3 anos e conversar aos 5.

Aquela conexão profunda é também o que possibilita educar com tranquilidade. As crianças cooperam por livre e espontânea vontade, ou até mesmo com entusiasmo, quando acreditam que estamos ao lado delas. Quando não creem nisso de verdade, nossos padrões de comportamento não parecem justos, contradizendo o que elas interpretam como interesse próprio, seja quando pegam o último pedaço do bolo ou quando mentem para nós.

Não existem "habilidades parentais" que possam compensar um vínculo rompido entre pais e filhos. É como andar de bicicleta até uma colina bem íngreme. Por outro lado, ser pai ou mãe e ter um bom relacionamento é semelhante a descer ladeira abaixo, pois, apesar de ainda ter que prestar atenção e permanecer na pista, encarando algumas curvas, o embalo continua em suas mãos.

Um vínculo estreito nos dá acesso ao nosso *know-how* natural de pais e nos permite ver as coisas do ponto de vista de nossos filhos, o que nos torna pais melhores. E faz com que as crianças estejam mais abertas à nossa influência, mesmo depois de passarem a frequentar aquele gigantesco mundo de amigos, a escola e ao longo da vida. Diversos estudos mostram que a melhor proteção contra excessos de grupos culturais e de amigos para os adolescentes é ter um relacionamento próximo com os pais.

Vamos observar como a conexão se desenrola durante a infância.

CONEXÃO À MEDIDA QUE SEU FILHO CRESCE

Bebês (0 a 13 meses): ligando o cérebro

O que é tão importante quanto alimento para que seu bebê tenha um ótimo desenvolvimento? *Conexão*. Seres humanos nascem prontos para amar e ser amados. Nosso desenvolvimento emocional, incluindo nossa habilidade de controlar as emoções e os temperamentos, postergar gratificações e construir relacionamentos amorosos saudáveis, é construído com base na educação que recebemos quando jovens. Na verdade, nosso cérebro se forma como reação direta às interações que temos com nossos pais.

O cérebro de recém-nascidos é projetado para se desenvolver muito. É assim que seres humanos retêm a flexibilidade de se adaptar às condições de diferentes ambientes. Então, as interações que você tem com seu bebê durante o primeiro ano determinarão boa parte de como o cérebro e o sistema nervoso permanecerão conectados durante o resto da vida dele. Por meio do contato, seu bebê aprende a se controlar fisiologicamente e psicologicamente. Seu toque carinhoso controla o estresse e os hormônios de crescimento dele. Os batimentos cardíacos do bebê sincronizam-se com os seus. Conforme Sue Gerhardt descreveu em *Por que o amor é importante: como o afeto molda o cérebro do bebê*, o bebê está "estabelecendo... o alcance normal da excitação...", então "coordena seus sistemas de acordo com os das pessoas ao seu redor. Bebês de mães deprimidas se ajustam à baixa estimulação e acostumam-se à falta de sentimentos positivos. Bebês de mães agitadas podem ficar superexcitados e ter a sensação de que os sentimentos estão explodindo...".[4]

Veja como isso funciona durante as idas e vindas normais nas quais os pais se envolvem automaticamente com seus recém-nascidos. Seu bebê o olha. Você sorri e fala suavemente. Ele sorri de volta e mexe os pés com empolgação. Você fala suavemente de novo e sorri com mais empolgação, para se equiparar à exuberância dele, aí vocês dois "dançam" juntos emocionalmente, sentindo-se cada vez mais amados e satisfeitos. Depois de um tempo, o bebê já se divertiu o bastante. Ele precisa se acalmar, retomar o baixo nível de empolgação. Ele olha para longe. Alguns pais ou mães iriam agarrar seu rosto para conseguir outros sorrisos, mas você está em sintonia. Percebe que seu bebê precisa de tempo. Fala de forma mais tranquilizante. Ele lhe dá mais uma olhadinha. É seguro se envolver? Sim, é. Você sorri de modo gentil, após ter diminuído o nível de energia dele. Ele se aconchega, satisfeito. Você entendeu a deixa. Ele aprende que pode conseguir que suas necessidades sejam compreendidas, e você reage ajudando-o. É um universo delicioso e seguro. Há empolgação e tranquilidade. Com sua ajuda, ele pode lidar com qualquer situação.

O que aconteceu? Seu pequeno bebê acabou de aprender uma lição importante sobre autocontrole, baseando-se em sua interação com ele. Ele pode ficar feliz, exaltado ou até mesmo superempolgado. Quando começar a se sentir descontrolado ou deixando-se levar, pode emitir um pedido de ajuda. Você vai ajudá-lo a se acalmar. A vida é segura. Ou, mais precisamente, você o está tornando seguro. Você o ajuda a controlar os sentimentos, sejam eles bons ou ruins. A ligação de seu bebê a você vai mantê-lo seguro. Ele pode confiar no Universo.

Durante o primeiro ano da vida de seu filho essa interação se repetirá muitas vezes. Seu filho está, com certeza, aprendendo uma lição sobre confiança, que ficará gravada no cérebro dele. Durante essa interação e todas as demais, o neurobiologista Allan Schore diz: "A mãe está baixando programas de emoção no lado direito do cérebro da criança A criança está usando a produção do hemisfério direito da mãe como modelo para imprimir circuitos em seu próprio hemisfério direito".[5] Você está determinando até mesmo o tamanho do hipocampo da criança (maior desenvolvimento confere melhor aprendizagem, controle do estresse e saúde mental), do córtex cingulado anterior (controle emocional) e das amígdalas (reatividade emocional). Essa conexão cerebral rápida influencia, mais adiante ao longo da vida, os níveis de felicidade e humor, porque uma conexão de qualidade significa maior habilidade de se conectar com os outros, de controlar as emoções positivas ou negativas e de nos acalmar.

Priorizar a conexão com o bebê faz com que o ato de cuidar seja mais fácil, porque produz um bebê contente, que cresce e se torna uma criança segura, feliz e cooperativa. É essencial que todos os bebês sejam acalmados, já que seu cérebro desenvolve a capacidade de controlar emoções negativas com base na experiência direta de ser acalmado. A maioria dos bebês insiste em ser carregado no colo boa parte do tempo, o que os ajuda a se controlar fisiologicamente. O padrão de sono de recém-nascidos sintoniza-se com o das mães, então bebês que dormem próximos das mães conseguem controlar seus níveis de empolgação e respiração, o que reduz o risco da síndrome da morte súbita do lactente (SMSL). Conectar-se com seu bebê também é um suporte para compreender seus sinais e necessidades, o que constrói sua confiança como pai ou mãe. A partir do momento que o bebê entende que os pais cuidam dele e o protegem com segurança, aprofunda-se nessa segurança interna conforme procede às próximas tarefas de desenvolvimento de exploração, domínio do ambiente e formação de relacionamentos com outras pessoas.

Talvez você considere uma nova tendência o que hoje se chama "criação com apego". Mas não há nada de novo nisso; temos feito isso desde que os seres humanos surgiram. A criação com apego é apoiada por um número impressionante de teorias e pesquisas acadêmicas, mas o conceito básico é simples e óbvio por intuição. Bebês humanos nascem indefesos se comparados a outros mamíferos. Para sobreviverem, precisam dos pais para mantê-los próximos, até que consigam se virar sozinhos.

Infelizmente, nossa sociedade criou um mito de que a criação com conexão – mais conhecida como "criação com apego" – precisa que os pais vivam por meio de regras autossacrificantes. Mas não é bem assim. Você não precisa vestir seu bebê o tempo todo ou dormir com ele para criar um vínculo de apego seguro. A única regra principal – de comum acordo, novamente – é que um apego saudável requer estar sintonizado e responsivo às necessidades de cada bebê. E será que, do fundo do coração, não é isso que todos pais querem?

Então, vamos redefinir a criação com apego. Basta simplesmente reagir às necessidades emocionais e físicas de seu bebê, que costumam, na infância, incluir a proximidade física com os pais. Como em tudo no ato de educar, nossa habilidade para isso depende do nosso crescimento emocional. Na verdade, as pesquisas sobre isso são reveladoras. Podemos prever durante a gestação se a criança se apegará aos pais com segurança. Como? Basta entrevistar o pai ou a mãe. Caso tenhamos sido apegados a nossos pais de modo seguro, a probabilidade de nosso bebê ser apegado a nós com segurança será maior. Mas, em contrapartida, se nossos pais não satisfizeram nossas necessidades de modo seguro e nos tornamos preocupados ou evitamos nosso próprio desejo de apego, estaremos nos conectando intimamente com nosso filho de maneira desconfortável. Por sorte, essa correlação não se baseia apenas no que aconteceu com você, mas em como você aceitou isso. Ao pensar em sua infância, traga à tona as emoções da época e edite a história de sua vida sob a perspectiva de um adulto compassivo, pois você estará desenvolvendo o córtex pré-frontal e, durante esse processo, conseguirá criar seu filho de maneira responsável, para dar origem a um apego seguro. Na realidade, a forma como resolvemos nossa própria história de apego como pais é um indicador mais confiável do apego seguro que qualquer outro fator, incluindo algumas práticas de criação específicas, como dormir com ele, ou até mesmo quanto tempo passamos com nosso filho. O lado bom é que, à medida que você aceita a própria história de infância, sua disponibilidade emocional em relação a seu filho será modificada e, consequentemente, ele florescerá, seja quando bebê ou quando for uma criança de 9 anos.

Está se perguntando se seu filho recebeu atenção suficiente quando bebê? Construir laços com seu filho da melhor maneira possível nos três primeiros anos de vida dele, à medida que o cérebro da criança está sendo desenvolvido, é, obviamente, preferível que remodelá-lo posteriormente. Contudo, pesquisas recentes mostram que o cérebro continua crescendo e mudando com o passar dos anos. Quando você conforta seu filho de 4 ou 6 anos, o cérebro dele ainda está aprendendo a se acalmar. Talvez a criança precise chorar um pouco mais para curar a experiência de se sentir sozinha ou com medo, mas ela é jovem o bastante para estar aberta àquela cura. Sua paciência com essas crises emocionais é a chave para que ele supere possíveis feridas prévias. Cada vez mais, é importante se lembrar de que os comportamentos desafiadores de seu filho são demonstrações de pedido de sua ajuda emocional. Curar é sempre o melhor modo de compreensão para seu filho.

Nenhum pai ou mãe está sempre em sincronia com seu bebê. Conforme o pesquisador Edward Tronick disse: "Talvez apenas em 20% ou 30% do tempo a interação esteja 'perfeitamente' em sintonia. Durante o restante do tempo, você está em sintonia, fora de sintonia, voltando a estar em sintonia. Essa falta de sintonia faz com que os pais não sofram aquela pressão constante de que precisam ser perfeitos, porque ninguém consegue sê-lo. Não importa quanto tente, você não conseguirá. Quando se reconectar, uma das coisas que poderá acontecer (nem sempre, mas algumas vezes) é criar algo novo. Você descobrirá um novo modo de fazer com seu filho algo que nunca haviam feito antes. Se criar algo novo, você crescerá. E bebês estão em crescimento"[6].

Bebês dos 13 aos 36 meses: construindo o apego com segurança

Vamos ver o que acontece com a conexão entre pais e filhos quando o bebê chega aos "terríveis dois anos". Como criança, agora ele é capaz de controlar a fisiologia, mas ainda confia fortemente em você para ajudá-lo a se controlar emocionalmente. Seus controles emocionais no córtex frontal ainda estão sendo construídos. De maneira irônica, enquanto o trabalho da criança é garantir que seja uma exploradora do mundo, ela só conseguirá desenvolver essas asas se estiver apegada a nós com segurança.

Mais de 40 anos de pesquisa, incluindo estudos longitudinais, rastrearam o efeito do apego com segurança. Conforme bebês apegados com segurança crescem, relacionam-se melhor com outras pessoas, têm mais autoestima, são mais flexíveis e resilientes sob estresse e se saem melhor em cada aspecto da vida, desde trabalhos escolares até interações em grupo.

AVALIANDO O APEGO

Situações inusitadas causam breve e estressante trauma às crianças. Utilizando a reação de uma criança a determinada situação, pesquisadores classificam crianças de 15 meses como:

Seguras – essas crianças protestam contra a saída dos pais, mas são facilmente tranquilizadas por eles quando retornam. Conhecidas por terem apego seguro, podem ficar estressadas com a separação, mas a confiança nos pais, sabendo que vão retornar, oferece conforto e segurança. Essas crianças acabam construindo relacionamentos melhores com aqueles com os quais são mais apegadas de modo seguro, mas não se trata apenas disso, pois conforme se desenvolvem, são consideradas mais bem ajustadas em quase todos os sentidos, até mesmo de modo interpessoal e acadêmico.

Resistentes/ambivalentes/preocupadas – essas crianças protestam contra a saída dos pais e rejeitam o conforto quando voltam. Parecem ter aprendido que os pais nem sempre precisam satisfazer suas necessidades e acabam achando difícil relaxar ao lado deles. Na realidade, parecem bravas, como se os pais estivessem ocultando delas algo de que precisam. Conforme amadurecem, focam-se em buscar relações tranquilas, mas em função da extrema carência tendem a criar envolvimentos incompletos. A preocupação com a busca por amor poderá fazer com que não se desenvolvam da forma apropriada a outras idades, ou seja, podem se tornar dependentes. Essas crianças costumam superenvolver-se com os amigos, tentando satisfazer necessidades que não foram alcançadas.

Afastadas – essas crianças podem não protestar contra a saída dos pais e não buscam conforto quando estes voltam. Não expressam vontades apropriadas para sua idade, provavelmente porque entendem que suas necessidades não serão satisfeitas. Embora pareçam mais independentes nessa situação, não o são em casa ou na escola e são, na realidade, classificadas pelos professores como mais choronas e exigentes que as demais crianças da mesma idade. Além disso, quando sua fisiologia foi monitorada durante alguma situação inusitada, constatou-se que essas crianças apresentam níveis de frequências cardíaca elevados, o que indica que, apesar de terem aprendido a mascarar isso, ficam, na verdade, aborrecidas quando os pais vão embora. Conforme crescem, essas crianças solitárias consideram essas necessidades emocionais desanimadoras e assustadoras e, portanto, as reprimem. A menos que possam passar por terapia ou outra relação amorosa transformativa, provavelmente não desenvolverão muito a habilidade de intimidade. Mesmo que se saiam bem no meio acadêmico ou nos esportes, a falta de habilidades sociais poderá limitar sua felicidade ou até mesmo seu sucesso na carreira.

Por mais extraordinário que possa parecer, crianças de 15 meses já desenvolveram interpretações sobre como os relacionamentos funcionam, bem como as estratégias para alcançar suas necessidades interpessoais. A menos que algo mude, elas as usarão para o resto da vida.

Vamos imaginar que nosso filho de 15 meses tenha desenvolvido apego com segurança. Ele aprendeu que pode contar com os pais para atender seus pedidos. Agora que aprendeu a dar os primeiros passos, está pronto para explorar o mundo. Ele ainda precisa dos pais? Sim, e muito! Conforme Gordon Neufeld e Gabor Mate, autores de *Hold on to your kids,* dizem, os pais da criança são seu Sol, o ponto por onde ela orbita.

Tente levar seu filho ao parque e sente-se perto dele. Enquanto estiver brincando, seu filho vai olhar para você constantemente, para se sentir tranquilo. Saia de onde está e afaste-se um pouco. Não muito longe de onde estava antes. Você espera que ele o veja, para que o chame imediatamente. Ele o vê, acenando como sempre. Mas continua brincando? Não. Ele fecha a cara. Talvez até chore. Ele o chama ou dá alguns passos até você. Ele "reabastece" – ganha um abraço – e depois volta para onde estava brincando. O que aconteceu? Seu Sol se movimentou. Ele teve que se reorientar.

Como a creche afeta o bebê?

O que acontece no lar sempre será muito mais importante que o que acontece na creche, já que o apego da criança a você é dominante na psique dela. No entanto, se seu pequeno ficar na creche por mais de vinte horas por semana, essas horas com certeza terão impacto no desenvolvimento dele. Parte desse impacto é positiva, porque o bebê aprende habilidades em grupo e obtém ampla oportunidade de exploração. Mas bebês foram feitos para estar em contato próximo com um adulto. Os pais estão mais sintonizados com seus filhos, já que geralmente têm poucos deles para cuidar, então se importam mais e conseguem satisfazer às necessidades de seus rebentos com mais relevância. Infelizmente, os Estados Unidos não garantem licença-maternidade remunerada; então, quase metade de todos os bebês do país passa muito tempo acordada durante os primeiros dois anos de vida longe dos pais. Esse é um período importante do desenvolvimento, no qual os "centros de emoção" do cérebro se desenvolvem.

O que isso significa na prática? Quando você sorri para um bebê de dois meses, este demora um pouco para sorrir de volta. Essa dança é parte do desenvolvimento dos neurônios no córtex pré-frontal, centro do cérebro relacionado à inteligência emocional. No entanto, quando a funcionária da creche sorri para um bebê, não pode ficar esperando que esse bebê sorria de volta – ela tem outros dois ou três bebês para cuidar. Esse bebê possivelmente perderá a sintonia que precisaria ter diversas vezes no dia. Por outro lado, quando um bebê recebe cuidados particulares com um cuidador ágil, pode ter as necessidades atendidas do mesmo modo que teria com um pai ou uma mãe.

Após essa fase, a criança, que conseguiu ter as necessidades supridas rapidamente, estará mais bem preparada para ser cuidada em grupo. No entanto, os pais devem ter ciência de que crianças de 2 anos que passam a maior parte do tempo em creches tendem a apresentar a maioria dos problemas comportamentais.[7] Isso é compreensível, já que bebês sob estresse – e se separar dos pais é fator de estresse para as crianças – tendem a fazer mais birras. Por sorte, os mesmos estudos constataram que cuidado de alta qualidade dos pais protege as crianças dos efeitos negativos da creche. Em outras palavras, seu filho pode fazer mais birras por causa do tempo que fica separado de você, mas se compreender o comportamento dele, seu relacionamento e a psique dele permanecerão intactos. Felizmente, crianças de 3 anos que vão para creches reclamam tanto quanto outras da mesma idade. Essa pode ser a idade perfeita para dar início à "escolarização", porque as crianças já conseguem expressar suas vontades oralmente e podem esperar que sejam atendidas. Psicólogos pesquisadores ainda estão conduzindo estudos longitudinais que nos fornecerão as informações necessárias sobre os efeitos da creche, mas sabemos que a qualidade do cuidado é muito importante. Como a maior parte do desenvolvimento cerebral que determina as futuras tendências de humor, ansiedade e depressão ocorrem durante o primeiro ano, os resultados são, em parte, conhecidos.

É consenso tentar dar aos bebês as conexões de afeto de que precisam durante aquele primeiro, e importante, ano.

SE PRECISAR UTILIZAR A CRECHE

- Escolha uma creche que pareça afetuosa e flexível, com equipe ampla que atenda a todas as crianças.
- Adie a creche o máximo que conseguir.
- Reduza a quantidade de horas o máximo que conseguir.
- Considere adiar outra gravidez até que seu primeiro filho esteja na pré-escola, para que consiga ter mais tempo para ele. A infância pode ser ainda mais complexa que o normal para uma criança na creche, e até mesmo os pais mais dedicados podem ter problemas em se manter calmos com os primogênitos, pois estarão sem dormir e distraídos com um recém-nascido.
- Considere eliminar as tecnologias. Isso elimina as causas de agressão (que tem maior probabilidade de acontecer com crianças na creche), bem como faz com que seu filho permaneça focado em você como o líder que ele segue.
- Em casa, envolva-se cordialmente com seu filho de todos os modos descritos neste livro para reforçar o vínculo. Se seu filho for uma criança difícil, lembre-se de que parte disso é consequência da separação diária; portanto, aprimore sua relação com diversas brincadeiras físicas. A melhor proteção que você pode dar a seu filho é um relacionamento feliz e tranquilo.

Crianças pré-escolares (3 aos 5 anos): desenvolvendo independência

Você continua sendo o centro da existência de seu filho em idade pré-escolar, o Sol pelo qual ele se orienta. Ele sabe que, se for separado de você, ficará desprotegido e enfrentará riscos terríveis, incluindo até mesmo a morte. Talvez negocie com você como um advogado recém-formado, e estará cada vez mais apto a se dar bem sem você enquanto estiver na escola ou com amigos, mas a mãe natureza o fez ser dependente por uma razão: ele não precisa apenas de proteção. A dependência por você também o faz estar aberto a orientações. Pode parecer que ele nem sempre o está "ouvindo", mas você continua sendo para ele a fonte de informações mais confiável sobre o mundo, ou até mesmo sobre ele.

Muitos pais que contornaram facilmente a ansiedade da criança em relação à separação começam a se sentir frustrados ou preocupados quando ela passa a enfrentar dificuldades para se separar deles no início da pré-escola. Talvez pensem: "O que está acontecendo com meu filho?" "Por que ele não está mais independente?".

Para responder a essa questão, precisamos considerar o verdadeiro significado de independência. Quando pensamos numa criança independente, é comum pensarmos em alguém que, quando bebê, não tinha problemas com separações; que aos 5 anos, conseguia ir a festas do pijama sem olhar para trás; e que aos 9 anos, viajou para um acampamento por um mês. Essa é uma criança independente, certo?

Na realidade, não. É fato que esses cenários podem não ter muita relação com independência. Trata-se da separação dos pais, o que não é necessariamente o mesmo que independência. ou líder de apego; então, quando estão longe de nós, dependem de alguém, seja o melhor amigo ou a professora. Essa dependência costuma ser boa para a professora, porque a criança está mais disposta a aceitar sua influência e suas orientações. Mas seguir um amigo é fator de risco.

Além disso, o fato de a criança conseguir se separar dos pais com facilidade não é necessariamente bom. Não se espera que um bebê de 4 meses seja independente; isso seria indicativo de desenvolvimento irregular. E você se lembra daquela criança de 15 meses que não levanta os olhos quando a mãe a deixa em situação inusitada? Será que essa criança é realmente mais independente? Não. Crianças pequenas que não parecem ter notado a saída da mãe do ambiente NÃO foram aquelas que cresceram e se tornaram independentes. São crianças "afastadas", que desistiram de ter as necessidades satisfeitas, então disfarçam a ansiedade, mesmo que seu coração esteja acelerado. Essas crianças até podem ir para um acampamento sem dar tchau, mas essa facilidade em se separar dos pais pode ser, na verdade, sinal de apego desgastado, que causará prejuízos em sua habilidade de construir novas relações.

As crianças precisam de exemplo de apego para ter uma base. Isso tem a ver com sobrevivência; os pais fornecem uma base segura para que a criança se sinta segura o bastante para explorar o mundo. Pesquisas têm mostrado que, quando "forçamos" as crianças a serem emocionalmente independentes, elas se tornam mais carentes. Às vezes, envolvem- -se demais com o grupo de amigos e se focam em outras crianças como objeto de apego.

Podemos considerar independência emergente quando a criança confia tanto no apego seguro aos pais que consegue se envolver com o mundo e desenvolver com sucesso as tarefas apropriadas à sua idade. Ou seja, brincar com outras crianças sem brigar, interagir com a professora de maneira adequada, participar de uma equipe de esportes sem fazer birra ou assumir a responsabilidade pelo dever de casa. No começo, essas tarefas costumam envolver os pais, mas com o tempo a criança passa a interagir sozinha com o mundo. Isso é independência emergente.

Então, em vez de considerar independência a separação de nosso filho, devemos considerá-la a habilidade de nosso pupilo em se sentir confiante e competente ao interagir com o mundo e controlar a própria vida, à medida que reduzimos nosso papel gradualmente, desde uma intervenção direta até o apoio por telefone ou até mesmo o apoio moral.

O que torna uma criança independente? Raízes e asas. A independência está arraigada no apego com segurança, ou seja, em saber que os pais a apoiarão quando ela precisar. Tão logo as crianças compreendam que estamos disponíveis sempre que precisarem, elas podem direcionar o foco nas tarefas de desenvolvimento adequadas, que incluem se tornar mais independentes ao lidar com responsabilidades. Se não souberem que podem confiar nos pais, ficarão preocupadas em tentar conseguir atenção e aprovação, o que prejudica o desenvolvimento de tarefas adequadas à idade dela. Se essa afirmação não estiver vindo dos pais, as crianças acabarão ficando preocupadas e vão buscar essa confiança nos amigos, o que normalmente gera resultados terríveis.

As asas? Sentir-se poderoso! Quando "permitimos" que a autoconfiança natural das crianças floresça, dando a elas, quando apropriado, o controle dos diferentes aspectos da vida, também estamos encorajando nelas a independência. Como vimos, isso começa cedo. Depois que os pequenos completam 1 ano, tornam-se mais assertivos. Precisam passar pela experiência do poder de modo mais positivo, para que possam seguir adiante e conseguir o resultado desejado. Também precisam saber que ainda estamos disponíveis para apoiá-los. O fato de nos sentirmos capazes de oferecer orientação é o que ajuda as crianças a desenvolver a confiança, e isso é o início da independência.

Crianças do ensino fundamental I (6 aos 9 anos): base para a adolescência

Como isso aconteceu? Seu filho em idade pré-escolar se tornou, de algum modo, um aluno do ensino fundamental I. Tudo é tão mais fácil – agora ele tem muito mais autocontrole. É mais cooperativo e carinhoso.

Mas é aí que as coisas começam a se complicar. Você está vivendo sua vida, tentando arrumar a casa e colocar o jantar na mesa, enquanto seu filho está formando a pessoa que ele se tornará. Ao longo dos anos escolares, a maior parte dos pais está tão exausta e sobrecarregada, que acaba se sentindo aliviada de ver o filho cada vez mais focado no grupo de amigos.

No entanto, se passarem a semana separados e aos fins de semana se ocuparem com esportes, tecnologias e festas do pijama, os dois mundos facilmente se tornarão cada vez mais distantes. Agora, seu filho de 8 anos não precisa tanto da sua ajuda, tem vários amigos e está preocupado com tantas tecnologias que é possível passar um fim de semana inteiro sem quase nem vê-lo. Talvez você não consiga perceber isso, mas sua influência sobre ele já está começando a diminuir, à medida que ele começa a formar um comportamento fora de casa, seguindo as regras dos colegas de escola e da mídia.

É natural que as crianças procurem colegas para ter companhia e sigam a mídia para pegar dicas sobre "normas" sociais. O perigo acontece quando não se sentem completamente ancoradas aos pais e começam a seguir os colegas ou os valores transmitidos pela mídia. Se não estreitarmos relações com nossos filhos antes que entrem no ensino fundamental II, acabarão procurando outros lugares para criar vínculo e obter orientações. Infelizmente, quando percebemos que estamos perdendo nosso filho para o grupo de amigos, é difícil conseguirmos a atenção deles.

Sua meta durante o ensino fundamental I é construir um relacionamento forte com seu filho, que será um contrabalanço à influência dos amigos e base sólida para que você consiga passar pela adolescência. Como?

- **Desenvolva rituais familiares que promovam conexão.** Reuniões familiares. Cafés da manhã aos domingos. Almoços aos sábados com o papai ou idas ao supermercado toda semana. Ir à festa do morango durante o mês de junho ou fazer fantasias juntos antes do Dia das Bruxas. Faça o que for melhor para sua família, mas faça com que essas oportunidades de conexão se tornem rotina, de modo que todos se empolguem e elas aconteçam com segurança.
- **Resista ao impulso de dizer sim a outra visita ao colega, para que você consiga mais coisas.** Em vez disso, passe mais tempo curtindo seu filho. Esta é a sua oportunidade de criar uma base para um futuro relacionamento maravilhoso.
- **Seja influenciado pela independência do seu filho.** A maturidade não chega de uma vez; pequenas regressões são normais. Lembre-se de que, após períodos de independência que exigem comportamento "adulto", como festas do pijama, a "criança interior" do seu filho surgirá para chamar sua atenção. Em vez de dizer: "você não tem idade pra isso", satisfaça suas necessidades, reconectando-se com a criança de maneira emotiva.

Pode parecer que você acabou de ensinar seu filho a ir ao banheiro sozinho, mas a adolescência está logo aí. Essa é sua última chance. Aproveite esses anos doces, sensatos e fundamentais enquanto ainda é o centro da vida do seu filho.

FUNDAMENTOS DA CONEXÃO

"O conceito mais valioso que tirei dos seus e-mails diários e do site é me lembrar apenas de que todos nós precisamos de amor. Parece

tão simples, mas pode ser tão difícil no calor do momento. Depois que me familiarizei com seu trabalho, comecei a repetir para o meu filho o que ele está falando ou querendo. Mesmo que eu não esteja com vontade de fazer a sua vontade, sei que estou satisfazendo uma necessidade importante, ou seja, dele se sentir ouvido e compreendido. Para ele, às vezes, basta saber que estou lhe dando atenção... e parece que se conectar a mim era o que ele realmente precisava."

– Ashley, gestante e mãe de uma criança de 2 anos.

Na minha prática clínica, costumo receber famílias que atingem certos pontos de crises à medida que seus filhos chegam a idades específicas. Isso acontece primeiramente aos 13 meses, quando os bebês se tornam crianças e começam a fazer birra. Nesse ponto, alguns pais buscam estratégias positivas que permitam que as crianças e o ambiente se tornem seguros e ofereçam orientações, ao mesmo tempo que os convencem que eles estão ao seu lado. Essas famílias estão seguindo o caminho certo para que consigam uma relação mútua; se continuarem escutando, resistindo aos castigos e tratando das desavenças, ficarão próximas de seus filhos pelo resto da vida.

E as famílias que começam a castigar as crianças? Elas estão afastando seus pequenos cada vez que fazem isso e estão diminuindo a influência que têm em seus filhos, sem nem perceberem isso. Contanto que consigamos assustá-lo e deixá-lo de "castigo", nosso filho obedecerá nossas instruções. Mas a boa vontade da criança em nos "escutar" diminui cada vez que a castigamos, e quando ela completa 5 ou 6 anos e está muito grande para ser controlada fisicamente, ela começa a apresentar uma atitude rebelde. Isso continuará aumentando até a adolescência, momento em que as crianças começam a sair de casa para procurar amor nos lugares errados, rejeitando a rede de segurança familiar sem advertências.

Caso você esteja castigando seu filho, esse cenário pode parecer alarmista. Afinal, seu filho te ama. Na maior parte do tempo, ele até mesmo faz o que você pede e você não está completamente errado. As crianças foram feitas para amarem seus pais; mesmo quando, infelizmente, esses pais as machucam. Mas as chances de sobrevivência delas aumentam quando não obedecem às instruções de adultos que não estão do lado delas; porém, caso você as castigue, elas terão fortes evidências de que você não está sempre ao seu lado. Então, os castigos diminuem a sua influência e desgastam a proximidade com a criança, o que se torna mais aparente à medida que ela cresce e depende menos de você.

Já passou da hora? Nunca. Você sempre poderá reforçar um laço desgastado com seu filho. Mas isso requer trabalho, intenções extremistas e muito amor. Este capítulo lhe mostrará como.

Como se conectar mais profundamente com seu filho

> *"Todos os dias, promovo brincadeiras infantis por dez minutos e, quando meu marido está em casa, ele também o faz; então, há dias que recebe 20 minutos de atenção só para ela. Isso tem sido a chave para nós. Logo após o horário de brincar, minha filha se torna mais cooperativa, mais disposta a nos escutar e menos aborrecida. Quanto mais me relaciono com ela, seguindo suas regras, mais consigo ver minha filha feliz, cooperativa, confiante, atenciosa e amável. Ela acaba até compartilhando os brinquedos com o irmão, depois que brincamos com ela. Para nós, isso tem funcionado como uma suave troca. A pegadinha está em conseguir continuar brincando e manter nosso controle emocional quando as coisas não estão fáceis. Conexão, conexão, conexão. Vale a pena!"*
>
> *– Teresa, mãe de uma criança de 3 anos e de um bebê.*

Imagine que você precisa reservar uma quantidade significativa de tempo para criar um bom relacionamento com seu filho. Tempo de qualidade é um mito, porque não há troca que acione a proximidade. Imagine que você trabalha muito e tirou uma noite para passar com seu marido, já que quase não o viu nos últimos seis meses. Ele começa a se abrir rapidamente? Provavelmente não. Em relacionamentos, sem quantidade, não há qualidade. Você não pode esperar ter um bom relacionamento com sua filha se só trabalha e ela fica apenas com os amigos. Então, por mais difícil que seja por causa da pressão do trabalho e da vida diária, se quisermos ter um bom relacionamento com nossos filhos, teremos que ter mais tempo – diariamente – para que essa proximidade aconteça.

Ganhamos a confiança de nossos filhos por intermédio de nosso comportamento diário: cumprindo a promessa que fizemos de jogar com ele, buscando-o no horário, compreendendo-o mesmo quando não está muito comportado. Não é necessário fazer nada especial para construir um relacionamento com seu filho. A boa – e má – notícia é que cada interação cria um relacionamento. Fazer compras no mercado, dar carona e a hora do banho são quase tão importantes quanto aquela grande festa de aniversário que você planejou para ele. Ele não quer compartilhar o brinquedo, dormir ou fazer a lição de casa? O modo como você lida com cada desafio à medida que ele cresce é um tijolo na base do relacionamento de vocês, bem como na psique dele. Em função de boa parte das coisas com nossos filhos se tratar de "controlá-los", é importante se certificar de que as rotinas diárias sejam cheias de diversão, risadas e afeto, em vez de serem apenas levar o filho para os lugares. Brincadeiras são uma das formas mais confiáveis de amenizar os conflitos da vida diária e fazer com que seu filho confie em você.

Infelizmente, a vida, com suas distrações infinitas e separações constantes, acaba desgastando a conexão. Trabalho, escola, tecnologia, cansaço e a responsabilidade de fazermos com que as crianças cumpram extensos cronogramas são conspirações às nossas conexões. Por isso, as creches representam grande separação, mas, para uma criança, a hora de dormir também é. Na realidade, uma criança pequena considera separação toda vez que você direciona o foco a outra coisa. É por isso que começa a chorar quando pegamos o telefone ou vamos fazer o jantar. Até mesmo se você levar seu filho para cumprir algumas obrigações, ele poderá considerar que seu foco na lista e nos atendentes da loja são uma separação, por isso pode começar a chorar, o que chamará sua atenção.

É por essa razão que todos os pais precisam se reconectar várias vezes com os filhos, para simplesmente corrigir aquele desgaste diário criado pelas separações e distrações normais da vida. É quase impossível desempenhar uma parentalidade eficaz até que se restabeleça uma conexão positiva com seu filho, então pense nisso como manutenção preventiva, antes que algum problema surja. Pais fornecem naturalmente uma âncora, ou bússola, para que os filhos se fixem e se direcionem. Quando se separam de nós, precisam de um substituto, para que possam se guiar com os professores, treinadores, produtos eletrônicos ou amigos. Quando você recolocar seu filho fisicamente na órbita, faça isso também pelo lado emocional.

Prepare-se para a dependência de seu filho surgir quando ele precisar de você. Por exemplo, ele está brincando feliz na creche, mas assim que você aparece começa a chorar. Isso acontece porque ele estava reprimindo suas necessidades de dependência para que conseguisse se virar sozinho em um ambiente complexo. Sua presença segura sinaliza que ele pode relaxar e baixar a guarda. Então, seu lado crescido de repente cai por terra e o lado bebê assume o controle, chorando, indefeso e dando um *show*. Não é o momento para dar conselhos, pois ele não consegue agir conforme a idade neste momento. Pegue-o no colo, dê-lhe um grande abraço e tire-o dali. Algumas crianças precisam chorar no colo durante alguns minutos antes de estar prontas para ficar na cadeirinha; os pré-escolares podem reverter isso para o linguajar infantil. Aceite isso como prova de consolo da faixa etária de seu filho quando está em sua companhia. Alguns pais são contra isso, porque acham que "estimula a dependência". Entendo essa questão como "permitir" a dependência que já está ali, a qual, de outro modo, ficará em segredo. Não se preocupe, seu filho não será dependente de você o resto da vida. Na verdade, crianças que conseguem ter as necessidades de dependência satisfeitas acabam fazendo uma transição mais rápida e saudável para a independência. Crianças cujas necessidades de dependência são reprimidas acabam conseguindo satisfazer essas necessidades por meio do grupo de amigos ou de vícios, como produtos eletrônicos.

Como você sabe que o relacionamento com seu filho precisa ser trabalhado?

> *"O maior desafio à minha paciência sempre surge quando minha filha parece não querer cooperar, agindo com teimosia. Após me inspirar em seu* newsletter *diário, decidi fazer um experimento. Quando ela tentava me desafiar, eu simplesmente ia até ela, lhe dava um grande abraço e lhe dizia quanto a amava, depois repetia o que ela pedia com voz suave. Era impressionante o que isso causava em minha pressão arterial, mas o efeito disso no comportamento dela era inacreditável. Ela parou de me desafiar e queria me agradar a cada abraço."*
>
> *– Kristin, mãe de uma criança de 3 anos.*

O desacato é o sinal mais óbvio de que o relacionamento com o filho precisa ser trabalhado. As crianças sempre terão prioridades diferentes das nossas, mas desejam se sentir bem relacionadas conosco, então realmente querem cooperar. Quando isso não acontece, é em geral sinal de desconexão. Portanto, o desacato não é um problema de disciplina, mas de relacionamento.

Em função de crianças pequenas serem flexíveis e, na maior parte do tempo, estarem buscando aprovação e a proximidade dos pais, muitos deles dizem ter bom relacionamento com os filhos. É claro que os amamos, mesmo quando perdemos a cabeça. Mas durante o sexto ano, menos da metade das crianças dos Estados Unidos descreve a comunicação com os pais como positiva.

Se de algum modo você sente que não está conversando com seu filho, se ele não escuta você, ou faz o que pede ou parece insensível à sua raiva, se você normalmente grita, impõe "consequências" ou os coloca de castigo, o relacionamento com seu pupilo precisa ser trabalhado. Mesmo que seu filho pareça "difícil", pode estar transmitindo um aviso de que precisa de algo que não está conseguindo de você.

Isso não significa, de maneira nenhuma, que você errou. É mais difícil se conectar com algumas crianças porque têm mais cólicas, ou são obstinadas, ou nasceram com alguma característica específica, como predisposição genética à ansiedade ou depressão. Outras crianças se deparam com alguns fatores de risco, como divórcio dos pais, doença, depressão pós-parto da mãe ou nascimento de um irmão enquanto ainda eram bebês. A regra de que crianças pequenas passam muito tempo sem os pais não funciona para todas elas. Muitos pais seguem antigos conselhos de criação na tentativa de fazer o melhor para os filhos. Além disso, nossa cultura não ensina pais a treinar as emoções, então, às vezes, uma bagagem emocional sobrecarregada de frustração ou ansiedade mantém a criança afastada. Por fim, entrar em conflito com nosso filho faz parte da natureza dos relacionamentos humanos. Em todos os casos, uma criança pode se sentir desconectada e agir com desacato. Esse sempre será sinal de que precisamos trabalhar algo na relação.

Isso requer paciência, habilidade de controlar as emoções, sorte e árduo trabalho emocional para "consertar" uma relação desgastada. A boa notícia é que nunca é tarde para restabelecer o vínculo com nossos filhos. Como separações e conflitos acontecem todos os dias, alguns pequenos ajustes devem ser um ritual diário. Ajustes maiores precisam de tempo e atenção conjuntos e, às vezes, auxílio de um terapeuta, mas são sempre possíveis. Ninguém vai conseguir tomar seu lugar no coração do seu filho; você sempre será o pai ou a mãe dele. Pode parecer que ele fechou o coração para você, mas seu bebê está lá, esperando para se reconectar com você.

Conectando-se com uma criança difícil

E se você tiver um filho que parece não se motivar com a conexão? Bons exemplos são crianças com transtorno do espectro do autismo ou que apresentam problemas de processamento sensorial. Acredito que essas crianças querem REALMENTE se conectar; você só precisa ser criativo para encontrar formas de conexão que funcionem melhor. Se seu filho se encaixar nessa descrição, encorajo você a não desistir de buscar essa conexão. Preste muita atenção ao modo como seu filho responde e, seguindo isso, ajuste as tentativas.

E crianças desafiadoras? Que parecem estar tentando expulsá-lo com gritos, enfiando o dedo no seu nariz e cuspindo em você? Pode acreditar, essas crianças também querem estar próximas. Na realidade, para amenizar esse comportamento problemático, você deve se conectar mais a elas, e não menos. Vamos ver como isso funciona.

Quando Jonathan tinha 13 meses, começou a chorar constantemente. Acordava aos prantos e ficava transtornado pelo restante do dia. Determinado e difícil de ser distraído, gritava se a mãe trocava a fralda ou o pai o pegava no colo para tirá-lo da frente da televisão. Não aceitava o *sling* e na maior parte do tempo insistia em ser pego no colo pela mãe. Lá, puxava o cabelo dela, colocava os dedos no nariz dela ou até gritava na orelha dela. Quando Brooke, a mãe, tentava arrumar a casa, Jonathan jogava os livros da estante e os espalhava no chão ou tirava tudo de dentro das gavetas que alcançava. Olhava para a mãe e batia no cachorro ou arrancava a fralda e fazia xixi no chão. Brooke acreditava estar sendo uma péssima mãe.

Brooke começou a se cuidar – essa deve ser sempre a primeira responsabilidade no ato de criar. Começou a sair de casa com Jonathan toda manhã, para que pudesse se encontrar com outros pais e crianças. Quando ele passou a chorar menos, ela percebeu que ele devia estar entediado de ficar o dia todo em casa com ela. Brooke também melhorou sua tendência de brigar com a criança, quando começou a pensar em como os pais faziam para que ela atendesse aos desejos deles por coisas que agora pareciam banais. Decidiu deixar aquela criança obstinada ter mais controle da vida e começou a lhe dar opções de escolha: "Copo vermelho ou azul?". Para diminuir sua irritação, adaptou a casa ainda mais para bebês, a fim de que pudesse simplesmente dar de ombros quando Jonathan "aprontasse algo", levando em consideração que ele estava aprimorando seu QI e adquirindo independência a cada exploração. Todas essas mudanças ajudaram a tornar as coisas mais fáceis, mas Jonathan ainda parecia bem desafiador.

Brooke decidiu tentar estabelecer mais conexão. Sempre que possível, de maneira consciente, olhava Jonathan no fundo dos olhos e começou a lhe dar abraços espontâneos com mais frequência, em vez de pegá-lo no colo apenas quando ele chorava. Brooke se esforçou para estabelecer uma conexão segura e divertida, iniciando sessões de baderna com Jonathan, nas quais os dois rolavam no tapete, lutavam e riam. As risadinhas dele durante essas sessões de brincadeira possibilitavam que a ansiedade típica daquela idade viesse à tona e evaporasse, de modo que Jonathan se tornou um pouco mais flexível. Por outro lado, Brooke começou a respeitar mais o corpo do filho, permitindo que ele lavasse o rosto sozinho e trocando a fralda dele em pé enquanto brincava. À medida que Jonathan foi se tornando mais carinhoso, Brooke percebeu que o comportamento agressivo dele era, na verdade, uma tentativa indevida de se reconectar. Ela passou a responder a esse comportamento de modo divertido, dizendo: "Você está tentando colocar os dedos no meu nariz de novo!? De jeito nenhum! Tá, vamos brincar de 'dedos do nariz'. Vamos ver se consegue se aproximar... escapei... OK, minha vez... posso colocar meus dedos no seu nariz? Ah, você é muito rápido!". Quando Jonathan queria cuspir nela, Brooke o levava para fora, a fim de realizar uma competição de cuspes, transformando mais uma vez a agressão em conexão. Por fim, quando precisou estabelecer limites e Jonathan estava inconsolável, Brooke se lembrou de que ele apenas queria uma chance de chorar, então o segurou de maneira compreensiva em vez de ficar irritada. Às vezes, ele se jogava do colo dela, mas depois de alguns minutos subia novamente e se agarrava a ela enquanto soluçava. Após um mês da nova abordagem, Brooke relatou que Jonathan se transformou. "Ele ainda é teimoso, mas agora parece muito mais feliz, e tudo ficou bem mais fácil". Brooke está aprendendo a lidar com as necessidades individuais do filho birrento e desafiador.

Tudo é sempre tão fácil? Não. As crianças podem ser complicadas de várias maneiras. Mas aprofundar a conexão com nosso filho sempre vai ajudar, não importa quanto a criança ou a situação é desafiadora.

GUIA DE AÇÃO

A conta bancária emocional de seu filho

Faz parte de nosso trabalho estabelecer limites para nossos filhos, negar pedidos insensatos e corrigir o comportamento deles. Às vezes, somos tão habilidosos que nosso filho nem mesmo percebe essas interações como "negativas" – mas isso é raro. É mais comum eles entenderem que estamos negando algo que querem, mas costumam duvidar de nós, porque todas as outras interações adoráveis e afirmativas criam um saldo positivo na conta de nosso relacionamento.

Mas, por mais que tentemos, às vezes temos interações ruins com eles, e o saldo de nosso relacionamento fica no vermelho. É aí que as crianças desenvolvem atitude, tenham 2 ou 12 anos. Então, se você perceber algum tipo de atrito com seu filho, está na hora de verificar o saldo de sua conta. Faça isso mesmo se achar que ele está apenas passando por uma fase difícil. Você se surpreenderá ao perceber quão fácil é essa etapa quando seu filho ficar mais conectado a você.

- **Como anda o saldo bancário da conta emocional do seu filho?** Desafios apontam que você provavelmente está no vermelho.
- **O que você pode fazer para reabastecer a conta do relacionamento com seu filho?** Pense em duas coisas que você pode fazer hoje. Por exemplo: *Sente-se com ele depois da escola, enquanto ele come o lanche e faz a lição de casa, para que possa saber mais sobre o dia dele... Comece a colocá-lo para dormir mais cedo, de modo que, após ter apagado a luz, possa passar 10 minutos apenas se conectando.*
- **Considere o que contribuiu para o saldo ficar no vermelho.** O que você pode fazer no futuro para garantir que as coisas fiquem bem entre você e seu filho? Escreva cinco coisas. Por exemplo, sua lista pode ficar parecida com esta: *Descobrir modos de nos divertirmos juntos à tarde e à noite para que não fiquemos só reclamando... Desligar o celular à noite para que possa estar mais disponível para ajudá-lo na hora de dormir, sem gritar... Certificar-me de que, toda noite, após a história de dormir, me deite com ele por uns cinco ou dez minutos... Ir para a cama mais cedo para que fique mais relaxada e paciente pela manhã e não brava com ele... Sair para comer fora juntos uma vez ao mês, aos domingos.*

Por que o momento especial é tão especial?

"Aqui estão as mudanças ocorridas nas crianças, após o início do momento especial:

- *Fica fácil perceber que estão menos carentes e mais independentes durante o dia.*
- *As brigas entre irmãos se tornam MUITO menos frequentes.*
- *"Ter" que usar produtos tecnológicos diminuiu uns 50%.*
- *Agora, as crianças me deixam fazer as tarefas de casa, pois sabem que conseguirão minha atenção depois que eu terminá-las." – Christine, mãe de uma criança de 6 e outra de 8 anos.*

Pais que implementam o "momento especial" com os filhos sempre me dizem que percebem mudanças significativas no comportamento deles. Por quê? Porque o momento especial:

- Dá à criança uma experiência indispensável – mas, na maioria das vezes, infelizmente, tão difícil de entender – de atenção afetuosa, atenta e completa dos pais, sem a qual ela não consegue se desenvolver.
- Nos reconecta com nosso filho após separações e conflitos rotineiros, então ele fica feliz e mais cooperativo.
- Oferece às crianças a oportunidade habitual e segura de "retirar" todos aqueles sentimentos tristes e assustadores guardados, porque, caso contrário, isso dará margem a um comportamento indevido.
- Estreita a empatia que temos com nosso filho, para que possamos ser mais compassivos e ver as coisas sob o ponto de vista dele.
- Constrói uma base de confiança e parceria entre pais e filhos, pré-requisito para que confiem a nós seus aborrecimentos (em vez de nos atacar).
- Convence o filho de que ele realmente é importante para os pais. (É claro que ele sabe disso, mas às vezes tem algumas dúvidas).

Cada filho tem a própria forma de aproveitar o momento especial para se reconectar com o pai ou a mãe, se possível todos os dias. Pense nisso como uma manutenção preventiva para manter as coisas sob controle em sua família. Então, se estiver tendo problemas com seu filho, a primeira coisa a fazer é criar o momento especial. Como fazer isso?

1. Anuncie que deseja ter um momento especial com cada criança por 15 minutos, quantos dias da semana conseguir. Dê o melhor nome a isso – por exemplo: "Tempo da Lauren".

2. Escolha um período em que as outras crianças estão com outra pessoa (a menos que possam ficar sozinhas e com segurança, enquanto percebem que os irmãos estão conseguindo algo que eles também querem).

3. Estipule um tempo de 15 minutos, com seu filho. Desligue todos os telefones para não os ouvir tocar.

4. Diga "Hoje você decide o que faremos em nosso 'Tempo do Jonah'. Amanhã, será minha vez de decidir. Vamos alternar. Então, agora sou todo seu por 15 minutos. O que quer fazer?".

5. Dê 100% de atenção à criança, sem distrações nem ter nada agendado. Apenas siga seus comandos. Se seu filho quiser brincar com blocos, não diga a ele como montar a torre. Em vez disso, aproveite o momento para vê-lo explorar, jogar, criar. Diga, de vez em quando, o que vê: *Você está fazendo com que a torre fique cada vez mais alta... está tendo que ficar na ponta dos pés para conseguir colocar aquele bloco lá em cima...*". Se ele quiser que você o empurre em círculos enquanto patina, até que caia diversas vezes, considere isso o exercício do dia e divirta-se. Resista à vontade de julgar ou avaliar seu filho. Não dê sugestões, a menos que sejam pedidas. Esforce-se para não olhar o celular. Apenas esteja presente e dê a seu filho o maravilhoso presente de ser visto e reconhecido.

6. Se ele quiser fazer algo para o qual não tem permissão, pense na possibilidade de fazê-lo com segurança, já que você estará ao lado dele para ajudá-lo. Provavelmente, você sempre diz a ele que pular da cômoda para a cama é muito perigoso, mas, nesse momento especial, você pode colocar a cama perto da cômoda e ficar com ele enquanto pula, de modo a garantir que não se machuque. Provavelmente, ele sempre quis brincar com o creme de barbear do pai, mas você nunca o deixou gastar o pote todo ou até mesmo quis limpá-lo. Para o momento especial, talvez você possa decidir presenteá-lo com um pote de creme de barbear e deixá-lo brincar na banheira, aí depois vocês dois podem fazer a limpeza geral juntos. Se não puder conceder o desejo dele (ir para o Havaí), encontre uma forma de deixá-lo próximo a isso (providencie saias havaianas e dance a hula com ele).

Por que se importar? Seu filho vai aprender que você realmente se importa com os desejos dele, mesmo que não consiga sempre lhe dar o que ele quer (com isso, as chances de ele achar que nunca consegue o que quer vão diminuir e, de modo geral, ele acabará cooperando mais). E, como esses desejos não serão mais frutos proibidos, quando seu filho tiver a oportunidade de satisfazer a curiosidade e experimentá-los, terá menos probabilidade de fazê-lo escondido.

7. Quando for a sua vez de decidir o que fazer, proponha jogos que desenvolvam a inteligência e o vínculo emocionais. É legal conversar e abraçar de vez em quando, mas seu objetivo é ajudar seu filho a liberar a ansiedade reprimida – outra palavra para medo –; para isso, rir é o melhor caminho. Isso em geral significa fazer uma bagunça para que seu filho ria. Sei que para pais cansados isso soa como muito gasto de energia. Mas serão apenas dez minutos, e você verá que isso também lhe dará energia. Brinque de algo que faça a criança rir, o que costuma significar envolvê-la em algo que a assuste ou a aborreça – mas que ela aprenda a se controlar. Verifique o guia de ação de jogos no capítulo sobre emoções para ter algumas ideias. Você também pode abordar algum problema específico com o qual seu filho esteja tendo dificuldades de lidar, como brincar de escolinha. Deixe-o ser o professor que passa muita lição de casa e o deixa constrangido quando você não sabe a resposta. Ou jogue basquete com ele e deixe-o dominar a quadra. Em todos esses jogos, o pai gagueja e faz drama, mas ainda assim não consegue pegar a criança esperta, rápida e forte que sempre ganha. O objetivo é fazer essa criança rir, para liberar as mesmas ansiedades descarregadas com lágrimas, então continue fazendo isso.

8. Encerre o momento especial quando o cronômetro apitar. O momento especial precisa de limites para mostrar que as regras não são as mesmas da vida cotidiana. Quando o alarme disparar, dê um grande abraço em seu filho e diga a ele quanto você amou esse tempo juntos e que um próximo momento especial acontecerá em breve. Se ele começar a reclamar, trate isso com a mesma compaixão que teria ao lidar com qualquer outra birra (*Sei que é difícil parar o momento especial.*). Porém, do mesmo modo que não "cederia" a qualquer outra coisa pela qual seu filho fizesse birra para conseguir, não estenda o momento especial.

9. Tenha consciência de que as emoções de seu filho aflorarão durante o momento especial, principalmente no final. Isso não significa que ele seja um saco sem fundo. Significa que se sente mais seguro com você após terem passado esse tempo juntos, então todos os sentimentos dele vão começar a surgir para serem processados. Ou significa que se separar de você traz à tona todos aqueles sentimentos de dificuldade de compartilhar da sua companhia. É comum as crianças usarem o fim do momento especial para demonstrar seu aborrecimento, então é bom separar um minuto do final para o caso de seu filho começar a fazer birra, principalmente quando está passando por um momento difícil. Quando a birra começar, apenas tenha empatia e cumprimente-se por ser aquele pai no qual o filho confia para expressar todos esses sentimentos. (Leia **Treinando seu filho emocionalmente durante uma birra** no **Capítulo EQ**).

Por que o momento especial é tão especial? Ele transforma o relacionamento com seu filho. Como a relação é o que possibilita boa criação, não existe nada mais especial que esse momento.

Hábitos diários para reforçar e amenizar o relacionamento com a criança

Pais são tão somente seres humanos. Há dias que só conseguimos satisfazer às necessidades básicas de nossos filhos: alimentá-los, dar banho, manter um tom encorajador, abraçá-los e colocá-los para dormir em um horário razoável para que possamos fazer tudo isso de novo no dia seguinte. Em função de educar ser o trabalho mais difícil no mundo – e a maioria de nós faz isso, após trabalhar o dia todo em outra atividade –, o único modo de mantermos um vínculo forte com nossos filhos é desenvolvendo hábitos diários de conexão. Quais tipos de hábitos?

• **Desenvolva pequenos rituais que o reconectem com seu filho durante o dia, principalmente em relação às separações.** Por exemplo, planeje como a primeira coisa a fazer ao acordar seja ficar agarradinho com a criança por cinco minutos, para se reconectar a ela e facilitar a transição ao longo do dia, antes de dizer a ela que vocês vão se separar por um breve período.

• **Faça com que seu filho se reabasteça emocionalmente pouco antes de seguir para uma situação que ele entenderá como desconexão** – hora de dormir, creche, até mesmo fazer compras e preparar o jantar.

• **Doze abraços por dia.** É primordial criar laços; e a maioria das crianças entende isso como depender de você fisicamente. De acordo com famosa declaração da terapeuta familiar Virginia Satir: "Precisamos de quatro abraços por dia para sobreviver. Precisamos de oito abraços para nos manter. Precisamos de doze abraços para crescer". Abrace seu filho todas as manhãs, toda vez que o cumprimentar e quantas vezes conseguir. Toda noite, na hora de dormir, deite-se para conversar com a criança e se aninhar a ela. Isso é tão importante para uma criança de 9 anos quanto para um bebê. Se ele não gostar de tantos abraços, faça-lhe massagem nos ombros diariamente.

• **Desconecte-se de qualquer tipo de tecnologia quando estiver interagindo com seu filho.** É sério. Seu filho se lembrará pelo resto da vida de que era tão importante que os pais desligavam os celulares quando estavam com ele.

• **Noites são momentos para passar em família.** Pare de trabalhar antes do jantar para que possa dedicar mais tempo à família. Desligue o celular e o computador. Comam juntos, sem interrupções de telefone ou televisão. Esqueça um pouco as boas condutas e crie um ambiente afetuoso que inclua a todos.

• **Momento especial.** Todos os dias, durante dez ou vinte minutos, com cada criança individualmente, e por mais tempo aos finais de semana. Alterne, faça um dia o que seu filho quer e, no outro, o que você deseja. Ao longo dos dias, resista à vontade de preencher aquele tempo com atividades. Em vez disso, faça bagunça e brinque de jogos terapêuticos para ajudar seu filho a extravasar toda a ansiedades e ficar mais próximo de você. (Leia os guia de ação sobre jogos no capítulo sobre inteligência emocional).

- **Quando se reconectar fisicamente, foque mais uma vez a atenção em seu filho, de modo consciente.** Caso contrário, você pensará automaticamente na reunião à qual acabou de comparecer ou em que precisa comprar no mercado. Até que tenha conseguido restabelecer a conexão, mantenha o mínimo de distrações possível. Se desligar o rádio quando seu filho entrar no carro, você provavelmente conseguirá estabelecer uma conexão e ouvir dele o que aconteceu no jogo de futebol. Quando um dos dois chegar em casa, não atenda ao telefone durante as saudações, mesmo que seja um hábito comum.
- **Entenda o humor da criança.** É provável que tanto seu humor quanto o da criança não esteja em sincronia após ficarem um tempo separados. Para se reconectar, você provavelmente terá que ajustar seu humor para ficar compatível ao de seu filho.
- **Conecte-se no nível deles.** Neufeld e Mate, autores de *Hold onto your kids* e criadores do termo "Buscando seu filho", chamam isso de "provocar de modo amigável". Comece, faça contato visual e depois permaneça fisicamente no espaço deles até que uma conexão afetuosa tenha sido restabelecida. Isso é fácil de fazer com uma criança de 2 anos, mas seu filho de 8 anos está distraído demais para se conectar? Brinque de massagear seus pés como se ele fosse um rei e, provavelmente, ele vai começar a despejar tudo o que aconteceu ao longo do dia sobre você. Você estará dando início a uma tradição que fará com que ele tenha vontade de conversar com você por toda a adolescência.
- **Não deixe os desentendimentos se intensificarem.** A relação com seu filho deve ser boa. Crianças precisam saber, lá no fundo, que os pais as amam e se sentem bem em sua companhia. Se você não se sente assim, busque a ajuda necessária para resolver isso de forma positiva. Escolher sair de perto (exceto temporária e estrategicamente) quando seu filho parece empenhado em afastar você é SEMPRE um erro. Cada dificuldade é uma oportunidade de se aproximar, à medida que você aprimora sua compreensão e seu filho se sente completamente visto, ouvido e aceito.

• **Lembre-se da proporção 5:1.** Cientistas encontraram uma maneira de predizer quais casais se divorciarão: aqueles que não garantem ter, no mínimo, cinco interações positivas para uma negativa. A razão 5:1 parece ser uma garantia eficaz em qualquer relacionamento, inclusive até mesmo entre pais e filhos. Quando notar uma interação forçada com seu filho, lembre-se de encontrar cinco oportunidades para se conectar a ele em um futuro bem próximo.

Utilize a conexão para fazer seu filho sair de casa pela manhã

"Minha filha tem dificuldade em passar por mudanças, como acordar pela manhã. Ela acordava gritando e brava. Passei a aninhá-la por cinco minutos quando acorda, e acabamos mudando completamente a rotina matutina! Agora ela ama passar um tempo próxima a mim e está sempre pronta para se levantar, feliz e cooperativa, depois que terminamos os cinco minutos."

– Kym, mãe de uma filha de 5 anos.

Se você está tendo dificuldade em tirar seu filho de casa pela manhã, aqui vai um segredo. Repense sua ideia de rotina matinal. E se seu trabalho principal fosse se conectar emocionalmente? Desse modo, seu filho teria um verdadeiro "copo cheio". Não estaria apenas mais pronto a cooperar como também seria mais capaz de superar os desafios de desenvolvimento do dia a dia. Como?

• **Coloque todos para dormir o mais cedo possível.** Se você precisa acordar seus filhos pela manhã, é provável que eles não estejam dormindo o suficiente. Cada hora de sono a menos que o necessário faz com que as funções cerebrais retrocedam um ano; portanto, eles acabam agindo como se fossem bem mais novos.

• **Vá dormir mais cedo.** Não queria lhe dar más notícias, mas, se você precisa de despertador, também não está dormindo o bastante. Seu filho depende de você para começar o dia com o "copo cheio". Não tem como ter paciência quando se está exausto.

• **Acrescente tempo extra.** Levante-se antes de seus filhos para que esteja bem emocionalmente antes de interagir com eles. Planeje se tornar rotina o hábito de sair 15 minutos antes do planejado. Você não conseguirá fazer isso em boa parte do tempo, mas também não perderá a cabeça com seus filhos, uma vez que não estará, na realidade, atrasada. No entanto, no restante do tempo, você iniciará o dia de trabalho mais relaxado, realizando suas funções com mais eficácia.

• **Prepare tudo na noite anterior.** Mochilas, pastas, lancheiras prontas, roupas arrumadas, caneca de café preparada, café da manhã planejado. Inclua as crianças, para que escolham as roupas e encontrem os brinquedos.

• **Quando as crianças acordarem, certifique-se de ficar tranquilamente aninhado com cada uma delas por pelo menos cinco minutos.** Eu sei, isso parece impossível. Mas, se o restante estiver pronto, você poderá relaxar por dez minutos. Esse tempo se conectando com seu filho transformará sua manhã.

• **Utilize rotinas de conexão para fazer com que as mudanças sejam mais fáceis.** Crianças não lidam bem com mudanças, e a manhã está repleta delas. Então, se tirar seu filho da cama é um desafio, termine o chamego matutino segurando as mãos dele à medida que descem as escadas juntos; faça com que esse momento de conexão signifique algo. Um momento em que ambos pensam em algo para agradecer ou em alguma coisa que não veem a hora de fazer. (De forma natural, seu pensamento se associará a seu filho.)

• **Mantenha uma rotina simples.** Não há regras. Por que ele não pode dormir com a roupa que usa para ir à escola? Por que não pode comer um sanduíche no carro em vez de cereais à mesa? Por que você simplesmente não pode fazer um rabo de cavalo nela ou deixá-la dormir de trança para não precisar escová-la?

• **Perceba que as crianças precisam de você para seguir uma rotina.** Se sua meta é fazer com que seu filho comece bem o dia, então deve ajudá-lo a seguir uma rotina matinal feliz, não lhe dando ordens. Isso pode significar trazer as roupas dele para o andar de baixo, para que ele se vista a seu lado enquanto você alimenta o bebê e consiga percebê-lo: *Notei que você escolheu a camiseta azul de novo... Você está se esforçando para descobrir qual sapato vai em qual pé...Hoje está cantarolando enquanto se veste*. Lembre-se que é sua prioridade vesti-lo, não a dele. Sua presença é a motivação dele...

- **Ofereça escolhas.** Ninguém gosta de ser forçado a nada. Será que seu filho quer escovar os dentes em pé, no banco da pia da cozinha, enquanto você tira o bebê do cadeirão ou lá em cima no banheiro? Será que ele quer colocar os sapatos ou a jaqueta primeiro? Abra mão do controle quando puder.
- **Invente.** No fim de semana, pegue dois ursos de pelúcia: uma mãe e um bebê. Faça com que representem a rotina matinal. Faça com que o pequeno resista, chore, se bata. Faça com que a mãe "perca a cabeça" (mas não exagere para não assustar seu filho. Faça com que a mãe seja uma desengonçada, engraçada e incompetente). Seu filho ficará fascinado. Depois, dê a "mãe" a seu filho e brinque com o cenário de novo, com você como filho agora. Faça de forma divertida, para que os dois riam e relaxem. Certifique-se de incluir situações em que a criança vai para a escola de pijama ou a mãe vai trabalhar de pijama, ou o filho tem que gritar para que a mãe se apresse e fique pronta, ou a mãe diz *Quem se importa com aquela reunião? Vamos falar para o meu chefe que é mais importante encontrarmos seu carrinho!*. Dê-lhe na imaginação o que não pode ocorrer na vida real. Você pode aprender a fazer com que as coisas fiquem melhores. Provavelmente, seu filho compreenderá e cooperará mais na segunda-feira.
- **Priorize sem dó.** Se ambos os pais trabalham enquanto os filhos são pequenos, você terá que deixar de lado a maior parte das outras expectativas durante a semana. É o único jeito de poder dormir cedo o bastante para ficar bem-humorado pela manhã. E seu filho depende do seu bom humor para controlar o humor dele. Não se preocupe, esses anos não vão durar para sempre. Você está preparando uma ótima base para que seu filho assuma cada vez mais o controle da própria rotina matutina.

A vida moderna coloca pressão sobre pais e filhos que prejudica nossos relacionamentos. Mas precisamos dessa conexão para amenizar os tropeços da vida. Nossos filhos precisam disso, não apenas para cooperar, mas para se desenvolver. Por sorte, quando a conexão se torna nossa prioridade, todo o restante fica um pouco mais fácil.

Utilize a conexão para tornar mais fácil a hora de dormir

Por que a hora de dormir é tão difícil para tantas famílias? Porque as necessidades de pais e filhos entram em conflito. Para os pais, a hora de dormir é o momento em que finalmente se separam dos filhos e têm tempo para si mesmos. Para as crianças, essa hora de dormir é o momento em que são forçadas a se separar dos pais e ficar sozinhas no escuro. Além disso, as crianças estão exaustas e incomodadas, e os pais, exaustos e irritados. Não é à toa que este seja o único momento mais desafiador na maioria das famílias.

Mas noites estressantes e sem conexão, acentuadas por gritaria e lágrimas, prejudicam a percepção que seu filho tem de segurança e tornam a hora de dormir mais difícil. Todos queremos que a única coisa que nossos filhos sintam antes de pegar no sono seja aquele carinho seguro, em vez de ameaças. Não é fácil se manter calmo durante o teste da hora de dormir, mas é possível. Aqui está como fazê-lo.

- Monte um quadro com imagens de seu filho realizando cada tarefa noturna e complete-o com os horários, para que você possa passar de fiscal a parceiro, o que ajudará seu filho a se adaptar à rotina.
- Divida o tempo dos pais igualmente entre as crianças, para que cada uma delas tenha a conexão necessária.
- Não faça mais nada na hora de dormir, para que você possa se focar no desenvolvimento do seu filho em vez de se distrair com ligações ou *e-mails*.
- Lembre-se de que a hora de dormir traz à tona a ansiedade de separação das crianças. Inclua todas as noites um jogo de "separação", como esconde-esconde ou o jogo do tchau (abordado no capítulo EQ), para ajudar a criança a externalizar um pouco da

ansiedade. Mas lembre-se de que elas também precisam de uma oportunidade de se acalmar fisicamente, então não faça muita bagunça pouco antes de dormir.

- Proíba o uso de aparelhos eletrônicos que interfiram no hormônio do sono, melatonina, por, no mínimo, uma hora antes de as crianças irem para a cama.
- Dê dez minutos para que cada criança tenha um tempo depois que as luzes forem apagadas e possam se aninhar a você até acostumarem.
- Faça o que for preciso para se manter calmo. Perder a cabeça na hora de dormir apenas causará mais ansiedade de separação e tornará as coisas mais difíceis.
- Não se preocupe se seu filho tiver problemas em pegar no sono sem estar no seu colo. Algumas crianças aprendem essa habilidade sozinhas. Outras precisam de ajuda para aprender isso. O lado bom é que há métodos que não obrigam seu filho a ficar sozinho chorando. Problemas relacionados ao sono não são o escopo deste livro, mas o site *Aha! Parenting* traz mais informações sobre isso.
- Vá para a cama o mais cedo possível, para que não se sinta exausto na próxima noite durante a rotina da hora de dormir.

Dez modos de se tornar um ouvinte brilhante

> *"O melhor elogio que já recebi foi quando alguém perguntou minha opinião e prestou atenção à minha resposta."*
>
> *– Henry David Thoreau.*

Ouvir é a habilidade mais importante para se aproximar de seu filho. Não ensinar, aconselhar ou oferecer soluções. Além de ele não querer isso de você, isso atrapalharia que encontrasse novas soluções. Seu filho precisa que você o ouça profundamente. Às vezes, você apenas ouvirá suas palavras. Às vezes, perceberá que a forma como ele age lhe diz algo. Ouvintes brilhantes escutam além das palavras.

Tornar-se um ouvinte brilhante é questão de hábito. Mas, como todos os hábitos, demanda prática. Como? O primeiro passo é fechar a boca. Seria uma coincidência que as letras na palavra "*LISTEN*" [Ouvir] podem ser utilizadas para soletrar "*SILENT*" [Quieto]?

• **Quando iniciar qualquer interação com seu filho, preste atenção**. Você está no piloto automático, preocupado e respondão? Se respondeu que sim, utilize o botão pausa. (Sim, você tem tempo para o botão pausa. Vai demorar apenas três segundos.) Pare. Respire. Desligue o computador. Olhe nos olhos de seu filho. Agora, escute.

• **Observe as pequenas brechas para conversa** oferecidas por seu filho e responda a elas. Pode ser muito chato ter que parar o que está fazendo para responder ao seu filho, mas, para ele, isso indica se poderá ou não contar com você quando precisar. Isso é muito mais importante que qualquer outra conversa que você possa vir a iniciar, como quando tenta fazê-lo dizer como foi a aula hoje.

• **Se não puder escutar agora, diga:** *Sei que está bravo. Quero me focar em nossa conversa, mas não consigo enquanto não mandar todos para a escola Será que poderíamos marcar um horário para conversarmos depois do jantar, hoje à noite?*. Mas não se esqueça. Apareça. Assim, você conquistará a confiança de seu filho.

• **Esteja totalmente presente.** Este é o momento de ouvir seu filho. O problema do trabalho pode esperar. Seu filho sabe quando você realmente está prestando atenção. Pode não demonstrar isso, mas, quando você finge o estar escutando e não está, isso abala a autoestima dele.

• **Para começar a conversa, reconheça ativamente os sentimentos de seu filho e reflita sobre eles**, sem fazer julgamentos ou dar sugestões. Você pode iniciar a conversa com: *Você está muito bravo com seu irmão* ou *Você parece preocupado com a excursão de hoje*. Pode terminá-la com: *Você precisa se esforçar para se dar bem com seu irmão!* ou *Pare de bobagem em relação à excursão, você vai!*.

• **Faça perguntas, sem julgamentos, que precisem de respostas verdadeiras.** *Com quem você se sentou hoje no intervalo?* ou *Como foi a prova de ortografia?* vão fazer com que você vá muito mais além que *Como foi a aula hoje?*. Perguntas que começam com *Por que* em geral deixam as crianças na defensiva. *Por que, você vestiu isso?* não vai funcionar tanto quanto *O que acha que a maioria das crianças vai vestir na excursão?*.

- **Não ofereça soluções e conselhos.** Portanto, dê um jeito de controlar a ansiedade em relação ao assunto. Seu filho precisa de uma oportunidade para desabafar; só vai conseguir voltar ao normal depois que fizer isso. Então, ele precisa de um minuto para entender as soluções, para que desenvolva confiança e competência.
- **Mantenha uma conversa segura para ambos os lados.** Ninguém consegue ouvir quando está aborrecido. Quando não nos sentimos seguros, geralmente somos agressivos, e as partes reflexivas do nosso cérebro se desligam. Se você perceber que seu filho está ficando bravo, assustado ou magoado, ofereça ajuda e se reconecte. Lembre-o – e lembre-se – do quanto você o ama e está empenhado em encontrar uma solução boa para todos.
- **Mantenha uma conversa segura para seu filho, controlando suas próprias emoções.** Não leve para o lado pessoal. Respire. Acima de tudo, se você começar a se sentir responsável (*Podia ter previsto isso!"*) ou aterrorizado (*Não acredito que isso está acontecendo com meu filho!*), controle-se e deixe esses sentimentos de lado. Esse instante não se trata de você, e aborrecer-se não ajudará. Na realidade, não importa o que seu filho esteja falando, você pode processar isso mais tarde. Lembre-se de que o mais importante aqui é ajudar a criança a superar sentimentos difíceis e, quando estiver pronta, ajudá-la a inventar um plano de ação que funcione.

Mas como faço meu filho me escutar?!

Uma das perguntas mais comuns que os pais me fazem é: *Como faço meu filho me ESCUTAR?*. Muitas coisas passam pela mente das crianças, como escolher com quem se sentar no intervalo, testes para participar do time de futebol ou até mesmo um novo jogo de computador. Os pais podem estar lá no fim dessa lista. Até mesmo bebês têm prioridades diferentes das nossas, e não entendem a razão de ser tão importante tomar banho *neste exato minuto*! É claro que os pais que me perguntam isso não estão realmente falando sobre escutar. Estão pensando em como conseguir fazer com que os filhos façam o que eles querem. O segredo? Antes de corrigir, se conectar. Eis como fazer isso.

Não comece a falar até que seu filho esteja concentrado. Fique na mesma altura da criança e toque-a gentilmente. Olhe-a nos olhos. Espere até que ela olhe de volta. Depois, comece a falar. Se não conseguir fazer isso por alguma razão – se estiver no carro, por exemplo –, certifique-se de que a criança esteja prestando atenção, fazendo perguntas como: *Posso contar algo a você?*

Não seja repetitivo. Se perguntou uma vez e não recebeu resposta, não repita. Seu filho não está prestando atenção. Volte ao primeiro passo.

Utilize poucas palavras. Ao utilizarmos muitas palavras, nossa mensagem se enfraquece e perdemos a atenção da criança. Portanto, quando estiver dando instruções, use o menor número de palavras possível.

Entenda isso sob o ponto de vista da criança. Como você se sentiria se estivesse ocupado com alguma coisa que gosta de fazer, aí seu cônjuge o interrompe e pede que faça algo que não era sua prioridade? Vai ignorá-lo? Reconhecer seu ponto de vista será de grande valia: *Querido, sei que é difícil parar de jogar agora. Mas preciso que você...*

Ensine cooperação. Ninguém quer ficar ouvindo uma pessoa autoritária. Mantenha o tom de voz afetuoso e ofereça escolhas. *É hora do banho. Quer tomá-lo agora ou daqui a cinco minutos? OK, daqui a cinco minutos sem reclamar? Está combinado.*

Suavize, não intensifique. Quando estamos emotivos, as crianças se distraem com nossas emoções e não entendem nossa mensagem. Se colocar todos no carro for prioridade, não perca tempo com brigas sobre por que não deram ouvidos a você e não se arrumaram quando foi pedido pela primeira vez. Isso só aborrecerá a todos, inclusive você. Respire fundo e ajude seu filho a encontrar o sapato. Quando estiver no carro, a todos que lhe ajudem a pensar em ideias sobre como sair de casa na hora certa.

Crie rotinas. Quanto mais rotinas você tiver, menos autoritário terá que ser. Tire fotos das crianças fazendo as tarefas e afixe-as em um quadro, daí, com o tempo, aprenderão a seguir as responsabilidades. Seu papel se limitará a fazer algumas perguntas: *Que mais você tem que fazer antes de sair de casa? Vamos ver o cronograma.*

Demonstre estar prestando atenção. Ao olhar o telefone enquanto seu filho lhe conta sobre o dia dele, você está demonstrando como a comunicação funciona em sua casa. Se quiser que ele realmente escute você, pare o que está fazendo e o escute. Bastam alguns minutos. Faça isso quando ele estiver na pré-escola e ele continuará com vontade de conversar com você quando for adolescente. Você ficará muito feliz por ter feito isso.

Quando seu filho simplesmente não quer conversar

> *"Quando falo: 'Sei que algo deve tê-la deixado muito irritada na escola hoje. Estou aqui para ajudar, mas você não pode bater no seu irmão... Você parece tão brava... Pode me dizer o que está acontecendo?... Aí ela grita: "PARE DE FALAR, NÃO ESTOU A FIM DE CONVERSAR!"*
>
> *– Chris, referindo-se à filha de 8 anos.*

Normalmente, quando nosso filho grita e nos fala: "pare de gritar", é porque:

1. Está com vergonha de nos contar o que aconteceu. Crianças costumam ter vergonha de contar aos pais que sofreram *bullying*, porque acabam tendo que assumir aquela vergonha, OU

2. Está preocupado com sua reação. Você vai concordar com a professora? Repreendê-lo por não resolver a situação de modo correto? Ligar para a mãe do outro menino e envergonhá-lo? Agirá como se ele fosse um tonto que não é capaz de resolver os próprios problemas? OU, mais frequentemente,

3. Vai sentir aquelas horríveis sensações que não quer sentir, então tenta escondê-las para fazê-las desaparecer. Se ele contar a você o que aconteceu, vai se sentir horrível de novo à medida que aquelas sensações tomam conta de seu corpo.

Infelizmente, alguns sentimentos que seu filho não consegue expressar vão continuar incomodando-o, e ele vai tentar exprimi-los, por exemplo, batendo no irmão. Então, como fazer para estimular nossos filhos a expressar os sentimentos que os estão incomodando?(Depois, é óbvio, de ter deixado bem claro que o irmão não está lá para apanhar.)

- **Não o force a falar.** Ele não se sentirá seguro se você se intrometer. Pode ser que precise ou não conversar, mas ele precisa se sentir seguro o bastante para expressar seus sentimentos. Mantenha-se à disposição e seja carinhoso; estabeleça limites à medida que ele expressa a raiva e, consequentemente, os sentimentos surgirão.

- **Faça com que ele ria.** Uma guerra de travesseiros que seu filho comece com você e termine com os dois rindo libera os mesmos hormônios do pranto convulsivo. Quando ele estiver se sentindo melhor, é mais provável que compartilhe a razão de estar aborrecido. Talvez ele nem precise falar sobre isso. O que realmente precisava era extravasar aqueles sentimentos reprimidos.
- **Momento especial.** As crianças costumam usar esse momento para expressar seus aborrecimentos, mas normalmente não precisam conversar sobre o que as aborreceu, apenas rir ou chorar.
- **Ganhe sua confiança.** Quando seu filho compartilha algo, você controla as próprias emoções para não perder a paciência?
- **Seja compassivo.** Se conseguirmos superar a raiva dele por ter batido no irmão e sentirmos verdadeira compaixão pelo sofrimento pelo qual está passando, ele sentirá essa compaixão em nós. Poderá até tentar não sentir essas emoções, mas a partir do momento que se sentir seguro as emoções aflorarão.

Por que se importar? Você está ajudando seu filho a desenvolver a inteligência emocional. Está apoiando-o para que resolva seus problemas. Está criando um vínculo mais forte com ele. E seria legal se ele parasse de bater no irmão.

Quando você e seu filho estão presos na negatividade

"Tanto minha raiva quanto meu cansaço estavam aflorados iguais aos do meu filho de 3 anos... por fim, me lembrei de uma das suas inspirações diárias... então disse: Este dia está sendo difícil, acho que você precisa de um abraço. Peguei-o no colo e ele se agarrou a mim como um macaco naquele quarto escuro e apertou o corpo tão perto do meu que quase não conseguia respirar, aí toda minha raiva desapareceu.

Apesar de ter levantado meu tom de voz e de nós dois termos dito coisas horríveis um para o outro, no final tudo se tratava de confiança e amor. Eu disse: Me desculpe por ter gritado com você...Está sendo uma noite difícil para você e para a mamãe, mas não tem problema... todos temos dias difíceis, e hoje está sendo um deles, né? Amanhã será um dia melhor, está bem? Ele concordou comigo e eu disse que o amava, e continuamos nossa canção de ninar e nossos rituais de conexão como se não estivéssemos tendo uma noite desastrosa." –

Kristina, mãe de 2 filhos.

Todos passamos por momentos assim com nossos filhos. Quando ficamos perdidos, sem saber o que fazer. Quando nossos sentimentos estão tão aflorados, nossa frustração está tão intensa e nosso copo está tão vazio que paramos de nos importar com o que nosso filho precisa e apenas atacamos.

Depois nos arrependemos e ficamos com remorso. Mas naquele momento, com aquela onda gigantesca vindo para cima de nós, o que podemos fazer para salvar a situação?

Basta lembrar de **nos conectar**.

Não importa quão seu filho esteja se comportando mal, o que ele mais quer no mundo é se reconectar com você. Pode parecer impossível, mas, se conseguirmos sentir uma pontinha de vontade de mudar as coisas, poderemos fazer isso. Nem precisamos saber como. Basta escolhermos o amor. Sempre conseguimos encontrar um jeito de alcançar nossos filhos e nos reconectar. Sempre conseguimos encontrar uma maneira de curar tudo, mesmo quando estamos em um ciclo de negatividade que já passou dos limites.

Então, pare de se culpar por deixar as coisas saírem do controle. Abrace sua imperfeição. Alcance seu filho.

No final, tudo se trata de amor. O amor nunca falha.

PARTE 3:

ACONSELHAR, NÃO CONTROLAR

"Em vez de apenas 'não gritar', seus escritos me ensinaram outras formas de interagir com meu filho de maneira positiva. Agora consigo ser rígida sem ficar brava e rir de quase tudo o que ele faz, porque não fico presa àquela necessidade de controlar as ações dele."

– Tricia, mãe de um menino de 2 anos.

A transição do bebê à criança, por volta dos 13 meses, é bem conhecida por ser complicada, uma vez que fica mais difícil distrair e controlar os pequenos. Pais que se consideram educadores acreditam que essa transição e as demais até a adolescência são mais fáceis que pais que acreditam precisar controlar o comportamento ou os sentimentos dos filhos.

A maioria dos pais acredita que deve controlar os filhos, mas tentar isso é quase uma garantia de fracasso. Esses pais têm a sensação de impotência e procuram recompensas e punições para persuadir os filhos, corrigindo seu comportamento à base da força ou por meio de ameaças, de modo que obedeçam a eles ("Não fale comigo desse jeito, mocinho!"); no entanto, o que realmente querem é que os filhos aprendam, sozinhos, a lidar com as próprias emoções e adquiram a habilidade do autocontrole.

Por outro lado, quando nos consideramos educadores, sabemos que apenas nos resta influenciar; por isso, nos esforçamos para conseguir respeito e conexão, para que nosso filho deseje nos "seguir". Do mesmo modo que um treinador ajuda crianças a desenvolver força e habilidade para se sair bem em um jogo, pais educadores auxiliam os filhos a se desenvolver mental e emocionalmente e a adquirir experiência de vida para conseguir se controlar e viver a vida da melhor maneira possível. Observe a diferença nos resultados entre controlar e educar:

Como reação a uma atitude da criança:	O pai tenta controlar	O pai educa
Comportamento inadequado	Funciona a curto prazo, quando as crianças são pequenas, contanto que o pai esteja presente.	Cria crianças que QUEREM "fazer o certo".
Raiva	Força as crianças a reprimir a raiva, a qual, de vez em quando, acaba sendo descontada em outras pessoas.	Ajuda as crianças a aprender a controlar a raiva.

Emoções	A criança negligencia a emoção, tornando-se controladora, mas demora para se autocontrolar.	A criança desenvolve autocontrole e resiliência.
Valores em desenvolvimento	A criança obedece para que não seja punida, e não porque se preocupa com os outros.	A criança "segue" os ensinamentos dos pais.
Hábitos em desenvolvimento, variando de escovar os dentes até fazer a lição de casa.	O pai incomoda o filho para que ele assuma a responsabilidade.	O pai ajuda o filho a criar o hábito de se tornar responsável por seus atos.
Automotivação em desenvolvimento	A criança se magoa com a pressão dos pais.	A criança se sente empoderada e motivada.

Além da conexão (foco da Parte 2 deste livro), a maioria das interações com nossos filhos acontece em uma entre três categorias: lidando com as emoções, ensinando a se comportar e ensinando habilidades. Nos próximos três capítulos, vamos explorar cada uma dessas áreas da vida com seu filho, por meio da perspectiva de ensino em vez de controle. O resultado? Uma criança feliz, empolgada, responsável, com hábitos construtivos, que quer "fazer o certo" e apresenta habilidades e resiliência para que seus sonhos se tornem reais.

3

CRIANDO UM FILHO QUE CONSEGUE SE CONTROLAR: EDUCANDO AS EMOÇÕES

"Não importa quão inteligente seja, se suas habilidades emocionais não estiverem sob controle, se você não tiver autoconsciência, se não conseguir controlar aquelas emoções angustiantes e não tiver empatia e relacionamentos seguros, não conseguirá avançar muito."

– Daniel Goleman, Inteligência Emocional.[8]

Crianças com menos de 5 anos ainda estão consolidando os circuitos neurais para o controle racional da emoção. É por isso que talvez queiram "fazer o certo", mas nem sempre conseguem ter controle sobre isso, e, por essa razão, as birras são tão comuns. Sabendo ou não disso, quase sempre educamos nosso filho com o objetivo de que ele saiba lidar com as emoções. Na realidade, a maioria das interações que temos com ele são trocas de algum tipo. O modo como nós, pais, tratamos os sentimentos de nossos filhos molda a relação que eles têm com as próprias emoções – não só com as deles, mas com as de outras pessoas – para o resto da vida.

É claro que é mais fácil calar ou ameaçar uma criança aborrecida do que ajudá-la a processar as emoções. Felizmente, crianças que passaram pela experiência de saber que suas emoções serão levadas em consideração, aprendem a modulá-las. Ensinar seu filho a educar as emoções o ajuda a desenvolver autocontrole emocional mais cedo que os colegas, tornando, com isso, o ato de criar mais fácil.

Mas não vamos nos esquecer das outras duas *grandes ideias* (**controlar-se e permanecer conectado**). Um momento importante para permanecermos conectados é quando ensinamos a nossos filhos sobre turbulência. Na verdade, ao sentir fortes emoções, as crianças sinalizam que precisam se reconectar conosco, conforme veremos neste capítulo. E, como inevitavelmente ficamos alarmados com os aborrecimentos de nosso filho, nossa habilidade em acalmar a nós mesmos determina se podemos ou não educá-lo. Este capítulo também vai fornecer estratégias específicas para isso.

POR QUE OFERECER CONSELHOS SOBRE AS EMOÇÕES?

A maioria dos pais leva o trabalho de educadores muito a sério. Ensinamos nossos filhos sobre as cores. Como escovar os dentes. O certo e o errado.

Mas, às vezes, ignoramos as duas lições mais importantes que as crianças precisam aprender: como controlar os sentimentos (e, portanto, o comportamento), e como entender os sentimentos de outras pessoas. Essas habilidades formam o centro do que é chamado por psicólogos de QE, ou Quociente da Inteligência Emocional. É parte essencial do desenvolvimento humano e, mesmo que pareça complicado, é fundamental que os pais abracem isso.

Por que a inteligência emocional é importante? Todos nós sabemos a resposta, então vamos parar um instante para refletir: as emoções são importantes. Você não consegue enfrentar um grande projeto quando está dominado pela ansiedade. Não consegue resolver um conflito conjugal sem entender o lado do seu companheiro. Não consegue lidar com um problema no trabalho ou um amigo se não controlar a raiva. Em outras palavras, a habilidade que o ser humano tem de controlar as emoções de modo saudável vai determinar a qualidade de sua vida – talvez, no geral, até mais que seu QI. Até o sucesso de uma criança é determinado tanto pelo QE quanto pelo QI, já que o aprendizado intelectual depende de controlarmos a ansiedade e nos motivarmos. A boa notícia para os pais é que crianças com inteligência emocional sólida conseguem controlar melhor as emoções e, portanto, seu comportamento; daí tendem a ser autodisciplinadas e cooperativas. As crianças ficam felizes. Os pais ficam felizes. Todos saem ganhando.

O QUE É QE?

Uma pessoa com **QE** alto é inteligente quanto às emoções, do mesmo modo que uma pessoa com **QI** alto é inteligente quanto ao intelecto. Cientistas descobriram que, ao mesmo tempo que os genes influenciam o QI, o cérebro age como um músculo que pode ser estruturado e reforçado, o que nos permite ampliar nosso QI inato. Da mesma forma, algumas pessoas nascem mais calmas ou conseguem controlar mais seus impulsos, mas essas tendências podem ser estruturadas e reforçadas para expandirmos nosso QE. Os principais componentes de um QE alto são:

- **Habilidade de se acalmar.** O segredo para controlar as emoções é permitir, reconhecer e tolerar as emoções intensas para que se dissipem, sem ficar presos a elas ou fazer algo do qual possamos nos arrepender depois. Acalmar-se permite que ansiedades e aborrecimentos sejam controlados e, por sua vez, que problemas com grande carga emocional sejam resolvidos de modo construtivo.
- **Autoconsciência e aceitação emocional.** Se não compreendermos as emoções que tomam conta de nós, elas vão nos assustar e não conseguiremos tolerá-las. Reprimiremos nossas dores, nossos medos ou nossas decepções. Quando essas emoções deixam de ser controladas por uma mente consciente, acabam encontrando uma maneira de surgir sem controle, como quando uma criança em idade pré-escolar dá um soco na irmã ou nós (adultos) perdemos a paciência; também quando comemos um chocolate quando não devíamos fazê-lo. Por outro lado, crianças criadas em ambientes em que há limites para o seu comportamento, mas não para os seus sentimentos, crescem acreditando que todas as emoções são aceitáveis, pois são parte dos seres humanos. Esse entendimento lhes dá maior controle sobre as emoções.
- **Controle dos impulsos.** A inteligência emocional nos liberta de reações emocionais automáticas. Uma criança (ou um adulto) com bom QE vai reagir e resolver o problema em vez de culpar. Isso não significa que você nunca ficará com raiva ou ansioso; você só não perderá a paciência. Consequentemente, nossa vida e nossos relacionamentos vão funcionar melhor.

- **Empatia.** Empatia é a habilidade de ver e sentir algo sob o ponto de vista do outro. Quando você consegue entender o estado mental e emocional das outras pessoas, consegue resolver as diferenças de modo construtivo e se conectar profundamente com o próximo. A empatia, de forma natural, faz com que sejamos melhores comunicadores.

Como as crianças desenvolvem os principais traços da inteligência emocional? Aprendendo-os! Não pela televisão ou indo à escola, mas com você. Todos os dias, você está ensinando emoções. Mais especificamente, está ajudando seu filho a se conscientizar de seus sentimentos e a expressá-los de acordo com a idade, o que significa o início do autocontrole. Assim que ele deixa de ser controlado por fortes emoções, consegue se concentrar para resolver o problema que as desencadeou. Vamos ver algumas estratégias específicas para que você consiga desempenhar um trabalho ainda melhor para educar as emoções de seu filho durante toda a infância. Vamos começar aprendendo como os recém-nascidos fundamentam a inteligência emocional em sua estrutura cerebral.

INTELIGÊNCIA EMOCIONAL À MEDIDA QUE SEU FILHO CRESCE

Bebês (0 a 13 meses): base de confiança

Aprender a confiar é a principal tarefa relacionada ao desenvolvimento de uma criança. Prepara o terreno para tudo o que está prestes a acontecer. Albert Einstein disse que a pergunta mais importante a ser respondida é: "Este é um universo amigável?". Essa pergunta é respondida ainda na infância.

Por volta de 100 anos atrás, o psicólogo Harry Stack Sullivan criou o conceito de que as crianças adquirem a ansiedade (forma de medo ou falta de confiança) dos pais. Pesquisas confirmam que o toque, a voz e os movimentos do pai ou da mãe podem acalmar uma criança ou estimular sua ansiedade. Os hormônios do estresse de bebês aumentam como resposta a tons de voz nervosos, incluindo aqueles na televisão, mesmo quando estão dormindo. Ao cuidarmos de nosso bebê com voz calma, olhando-o com carinho e dando-lhe um abraço seguro, transmitimos a ideia de que o mundo é um local seguro, no qual ele pode relaxar e confiar. Todo pai que já banhou o filho sabe de que estou falando.

Os seres humanos são adaptáveis, porque, mais especificamente, são inacabados. O bebê responde ao ambiente, "desenvolvendo" o melhor cérebro que o ajude a florescer naquele ambiente. Se ele estiver em ótimas condições – bem alimentado, em um colo afetuoso que o acalme, com uma presença receptiva que se envolva com ele –, desenvolverá um cérebro equipado para se acalmar rapidamente, para ter bom humor e se conectar de maneira íntima. Se o ambiente não lhe oferecer o que precisa, ou até mesmo parecer perigoso (com sons altos, sem conforto), é possível que o cérebro em desenvolvimento seja muito vigilante e desconfiado, preparado para lutar ou voar e competir por recursos raros.

É por isso que, como pais, devemos garantir que nosso pequeno saiba, sempre que possível, que está seguro. Vamos levar em conta a formação profunda do cérebro quando nosso bebê está tomado por substâncias químicas de pânico, como adrenalina e cortisol, dois exemplos de hormônios "lutar ou voar". Com fome, indigesto ou medo de ficar sozinho (momento em que seus instintos da Idade da Pedra dizem a ele que os tigres podem devorá-lo), tudo o faz entrar em pânico. Felizmente, o choro do bebê deixa você louco, então, é claro, você o pega no colo para acalmá-lo. Toda vez que ele chora e você responde, está ajudando o cérebro do pequenino a se acalmar sozinho quando for um pouco mais velho. Você perceberá que seu pupilo se acalma quando o tranquiliza. O corpo do bebê está respondendo biologicamente ao ato de se sentir seguro em seu colo, expelindo substâncias químicas tranquilizadoras, que, por sua vez, criam outras vias neurais e receptores para esses hormônios tranquilizantes. O bebê aprende, psicologicamente, que a fome e outras sensações podem ser aliviadas, que o auxílio está a caminho, que alguém o está protegendo, ajudando-o a se controlar. Não há necessidade de entrar em pânico. Ele pode confiar nesse universo amigável para satisfazer às suas necessidades. E ele começa a desenvolver um modelo em andamento das relações humanas, um que parece calmo, seguro e adorável.

É claro que, se toda vez que seu filho ficar aborrecido, você tiver que estar presente para ajudá-lo a controlar as emoções e a fisiologia, pelo resto da vida, será muito ruim. Mas, felizmente, a natureza tem uma ideia melhor. Com o tempo, quando ele começa a ficar muito aborrecido, torna-se capaz de utilizar aquelas vias neurais que estavam sendo construídas para se acalmar. Quanto mais oxitocina liberar, por exemplo, reagindo ao seu carinho, mais receptores serão produzidos e ele conseguirá se acalmar com mais facilidade para se sentir bem. Ele está até começando a desenvolver conexões nervosas, as quais permitem que o córtex pré-frontal (partes iniciais do cérebro pensante) se contraponham aos alarmes na amígdala (parte do cérebro emocional). Você é apenas um facilitador, para que seu bebê desenvolva um cérebro e um sistema nervoso que o ajudem a controlar a ansiedade pelo resto da vida.

A VERDADE SOBRE SE ACALMAR

Lembra-se daquele conselho que lhe deram sobre deixar o bebê chorando para que aprenda a se acalmar sozinho? Não tem fundamento científico e é um mau uso do termo "se acalmar". Sabe-se que ,quando os bebês choram muito e não são tranquilizados, há aumento dos batimentos cardíacos e da pressão sanguínea, redução dos níveis de oxigênio e disparo do cortisol, da adrenalina e de outros hormônios do estresse. Bebês que ficam chorando sozinhos vão, por fim, chorar até pegar no sono, porém isso não significa que se acalmaram, mas que estão exaustos. O bebê ainda está sobrecarregado de hormônios do estresse, que formam o cérebro para que se torne mais reativo emocionalmente. Verdade seja dita, bebês aprendem o que esperar, então param de implorar que sejam cuidados durante a noite, ou até mesmo durante o dia, se ninguém for acalmá-los quando estiverem chorando. Bebês de orfanatos que não choram por longos períodos, não estão nos dizendo que estão adaptados de forma saudável.

É claro que não podemos comparar a experiência de bebês que recebem cuidados ágeis dos pais durante o dia, mas choram a noite toda sozinhos, com a de bebês de orfanato. Estou tentando mostrar é que, ao não reclamar, não significa que o bebê não precisa dos pais, mas que aprendeu que os pais não vão dar atenção a ele. No entanto, considerando o que sabemos sobre o desenvolvimento do cérebro, podemos concluir que um bebê que chora sem ninguém o consolar constantemente, seja de dia ou à noite, está formando um tipo de cérebro um pouco diferente. A enxurrada de cortisol associada ao choro do bebê que não foi acalmado coloca o sistema imunológico, as funções de aprendizagem e outras funções, não essenciais, no modo de espera e foca-se na crise que está ocorrendo, evitando que o cérebro da criança forme a quantidade necessária de conexões neurais para se acalmar.[9,10]

Deixar nosso filho chorando também nos transforma como pais ou mães. Temos que desligar a empatia natural que temos por nosso bebê, aquela mesma empatia tão necessária para ajudá-lo a desenvolver a inteligência emocional. Nossa tendência a ver as coisas sob a perspectiva da criança diminui um pouco, então é provável que tenhamos mais dificuldades em cuidar dela. Deixar nosso filho chorando sozinho pode ser o primeiro passo da desconexão, que desgasta tanto nossa habilidade de sermos os pais receptivos de que nosso filho precisa quanto nossa própria satisfação como pais.

Qualquer um que já tenha passado um tempo com um recém-nascido sabe que pode ser difícil acalmá-lo. Não se preocupe. O desenvolvimento cerebral do seu bebê não exige que você seja perfeito. Pais humanos nunca são. Você só precisa ser "bom o bastante" para, na maior parte do tempo, aparecer de modo tranquilizador quando seu filho precisar de você. Isso significa segurá-lo enquanto chora e ser compassivo, isto é, o que todos precisamos quando estamos aflitos.

Mesmo que o bebê continue chorando enquanto você o segura, ele sente seus braços ao redor dele. Isso é bem diferente do choro sem conforto, tão estressante para as crianças. O bebê pode estar com dor ou apenas muito agitado, precisando liberar o estresse reprimido de ter acabado de nascer em um mundo extraordinário. De qualquer forma, sua presença faz esse trabalho, ou seja, dá a segurança de que ele precisa para expressar as emoções e se sentir ouvido. Esse choro libera, na realidade, os hormônios do estresse. Pense assim: ele teve um dia difícil, ou (há alguns meses) um nascimento complicado, e quer lhe contar isso. Pode até estar chorando, mas é um choro bom, purificador. Está liberando todo cortisol, adrenalina e hormônios de estresse reprimidos das experiências agitadas neste novo mundo louco. Como você está com ele no colo, o corpo dele reage ao choro construindo vias neurais para fornecer hormônios tranquilizadores. É um trabalho complexo para você, mas o bom disso é que, se você não conseguir apenas respirar para se acalmar e continuar fornecendo a ele um "ambiente acolhedor", com o tempo, ele construirá conexões neurais para se acalmar.

"Bom o bastante" não é realmente bom o bastante. Nem todos os pais conseguem perceber todas as necessidades dos filhos. Somos humanos, então nos distraímos, nos preocupamos, ficamos ansiosos, assustados, depressivos, doentes. Em resumo, nem sempre podemos estar presentes para nossos filhos tanto quanto gostaríamos. Você se lembra daquele achado do pesquisador Edward Tronick que dizia que até mesmo os pais mais atentos entendem apenas em torno de 30% das necessidades dos filhos?[11]

A boa notícia é que, quando não compreendemos algo que nosso filho quer ou há uma pequena falha de comunicação, ou algum desentendimento, podemos consertar tudo. Na realidade, a experiência de os pais não entenderem o desejo dos filhos, mas depois se reconectarem a eles, é uma lição importante para a criança. Como isso acontece? Por exemplo, vamos basear nosso exemplo no capítulo que trata da conexão: estamos passando momentos adoráveis, brincando com nosso filho. Balançamos o chocalho e ele ri de um jeito divertido. Mas, depois de um tempo, essa empolgação o deixa muito agitado. Ele começa a se descontrolar, assustado. Precisa se acalmar, diminuir o ritmo da empolgação. Ele olha para longe. Alguns pais conseguiriam perceber nesse instante que o bebê precisa de um tempo. Mas nós não. Estamos nos divertindo tanto! É tão gostoso ver nosso bebezinho tão feliz! E tem mais: talvez não estejamos tão felizes com a criação do nosso bebê neste momento, porque está sendo um pouco complicado acalmá-lo, mas olhe: conseguimos fazê-lo rir, rir ainda mais... aí perdemos a deixa dele. Ele continua olhando para longe, mesmo depois de segurarmos seu rosto e balançarmos o chocalho com mais insistência. Ele está muito agitado. Ameaça chorar. Começa a chorar.

Então, perdemos a sintonia. Nossa invasão o fez se debulhar em lágrimas. Será que estragamos essa conexão para o resto da vida? Felizmente não. Podemos ser lentos, mas não somos incorrigíveis. Respiramos fundo e mudamos de marcha, da empolgação para a tranquilidade. Pegamos nosso bebê no colo e começamos a falar calmamente com ele. Ele continua chorando, mas um pouco mais baixo, e sua respiração desacelera. Ele está se acalmando. Aprendeu que o Universo não é perfeito e, às vezes, precisa levantar o tom de voz para ser ouvido, mas tem o poder de resolver qualquer desentendimento na relação. Como você respondeu rapidamente à angústia dele, que se mostrou ser a sintonia mais importante,[12] ele aprendeu que este é um universo seguro e, por isso, pode contar com você sempre que precisar. As crianças desenvolvem a resiliência ou adquirem a fé de que tudo ficará bem se continuarem tentando, quando os pais retomam a empatia rapidamente após um desentendimento. Na realidade, quando deixamos de nos sintonizar, nosso pequeno começa a praticar o autocontrole sem a nossa ajuda.[13] Às vezes, ele não será bem-sucedido, mas frequentemente será e aprenderá a dar os primeiros passos. Então, ao mesmo tempo que você não tem a intenção de proporcionar experiências complexas para seu filho, pois a vida se encarregará disso sem a sua ajuda, essas experiências são verdadeiras oportunidades de aprendizagem, contanto que, em seguida, exista uma reconexão, e estas sejam contrabalançadas com momentos positivos.

Acalmar seu bebê não só o ajuda a aprender a se tranquilizar, como também a se tornar mais amigável e uma pessoa feliz, não apenas quando criança, mas pelo resto da vida. Inúmeros estudos mostram que bebês que recebem dos pais níveis de afeto, atenção e tranquilidade acima do normal crescem e se tornam adultos mais tranquilos, com emoções controladas e mais felizes. Além disso, não é surpresa de que são até mesmo capazes de controlar o peso com mais eficácia.[14]

Essa habilidade de se acalmar é precondição para a inteligência emocional. E o bebê a desenvolve à medida que aprende a confiar que você está ao lado dele sempre que precisa, que consegue entender as necessidades dele e o ajuda a se controlar. Essa é a base para o apego seguro. Levando em consideração o primeiro ano de vida dele com você, ele concluirá que está em um universo amigável e que ficará bem.

Agora, vamos ver como o bebê consolida esses bons sentimentos em relação a si mesmo à medida que tudo fica mais complicado.

Crianças (13 aos 36 meses): Amor incondicional

Se você acalmar seu filho quando chorar, ele conseguirá lidar cada vez mais com o estresse sem entrar em pânico. Isso é bom, porque essa fase do desenvolvimento humano é provavelmente a mais desafiadora, tanto para os pais, quanto para os filhos. Se conseguirmos ajudar nosso filho a desenvolver um relacionamento saudável com as emoções, ele terá os fundamentos de que precisa para ter QE alto por toda a vida. A vantagem é que crianças com QE alto dão menos trabalho aos pais.

Por que essa fase é tão emocionalmente difícil? Porque a primeira tarefa da criança é demonstrar segurança. Seu filho precisa sentir que causa algum impacto no mundo e tem um pouco de controle nessa experiência. Esse senso de poder em desenvolvimento é algo bom. É o que permite que ele se responsabilize por suas ações com o passar do tempo.

Infelizmente, a tarefa de autoempoderamento da criança entra em conflito com outra igualmente importante para seu desenvolvimento, ou seja, se amar. Por quê? Porque muitos pais não estão preparados para ter um bebê que venha a se tornar alguém persistente e pronto para defender suas vontades. É claro que eles ainda o amam. Mas, de repente, aqueles pais que outrora eram babões, ou seja, a personificação de um universo amigável, estão transmitindo mensagens diferentes:

NÃO!... Não toque nisso!... Fique quieto enquanto eu o troco!... Pare de chorar, não vai doer nada!... Então vou COLOCÁ-LO na cadeirinha!... Não diga NÃO para mim!... Deixe isso aí!... Você quebrou!... Não bata em mim!... Garoto malvado!... Você me mordeu, seu menino endiabrado!

Quando ele percebe como aquele pedaço de linguiça se encaixa perfeitamente naquele tocador de CDs, papai bate em sua mão. Quando ele começa a berrar porque os pais babões se transformaram em monstros, a mamãe adverte o papai: "Ignore-o. Não podemos dar atenção a uma birra". Ele berra mais alto. Os pais compreensivos, com os quais ele contava para ajudá-lo a se guiar pelo mundo interno e externo, o abandonaram.

Esses pais amam o filho e estão se esforçando para ensinar a ele regras de responsabilidade. Mas presumir que temos que deixar nosso amor de lado para conseguir que nosso bebê faça o que queremos é meio perigoso. Quando rompemos a conexão com nosso filho diversas vezes, seja por causa de disciplina ou independência, aquela relação próxima que trabalhamos tanto para conseguir fica desgastada.

Não podemos culpar a criança por pensar que o Universo só é amigável quando ela faz tudo o que os pais querem. Talvez ela chegue à conclusão de que não é aceitável ser ela mesma. A criança ainda não tem condições de controlar a maioria de seus comportamentos, por isso não consegue estabelecer uma distinção entre suas emoções (seu "eu mesmo!") e seu comportamento. Então, mesmo que você seja cuidadoso ao dizer "Não é legal bater" em vez de "Que menino malvado!", ela ainda não compreende a diferença. Interpreta nossas tentativas de disciplina como um recado de que, se quiser ser amada pelos mestres do Universo (os pais), precisa reprimir certas emoções e fingir estar bem.

Infelizmente, essa é uma estratégia fracassada. Aquele véu de vergonha que recai sobre nós após sentirmos que somos malvados pode nos perseguir pelo resto da vida. A maioria dos adultos apresenta, de vez em quando, essa vergonha reprimida e vê isso como algo temporariamente incapacitante. Mas isso também não ajuda no comportamento da criança. Os seres humanos só conseguem agir bem quando sentem algo positivo, e uma criança que acredita ser "má", provavelmente não agirá "bem". É comum vermos uma criança bater no bichinho de estimação da família dizendo "Não! Não bata no cachorrinho".

E as birras, marca das crianças pequenas? Como o restante de nós, crianças pequenas liberam hormônios do estresse, como cortisol e adrenalina, à medida que passam por aborrecimentos do dia a dia. Conforme envelhecemos, conseguimos extravasar essas substâncias bioquímicas por meio dos pensamentos e das conversas, além de nos movimentarmos, chorarmos, bocejarmos e suarmos, do mesmo modo que os pequenos. Quando as crianças começam a se tornar cada vez mais verbais, o córtex frontal não consegue ainda desprezar os centros emocionais para processar fortes emoções de modo igualmente verbal. Felizmente, a natureza criou bebês e crianças à prova de falhas para descarregar o resíduo fisiológico de seus medos e frustrações: as birras. Crianças pequenas não gostam de birras; preferem se sentir conectadas e queridas. Mas quando se sobrecarregam de emoções, seu desenvolvimento cerebral não é suficiente para manter o controle racional. Então, a fisiologia as ajuda a recuperar o equilíbrio, munindo-as de um ataque para liberar todos esses sentimentos.

Em relação ao ato de acalmar uma criança, pais que têm paciência para se sentar com os filhos durante uma birra estão ajudando-os a aprender a se acalmar e a controlar as emoções. Mas um número muito grande de pais comete um erro demasiadamente compreensível. Pensam que as birras fazem parte do controle da criança, que ela está "fazendo" isso para manipulá-los. Alguns pais reagem às birras ameaçando abandonar os filhos, também conhecido como "ignorar" a criança até que ela se acalme, ou punindo o rebento de alguma forma. Pesquisas a respeito disso são bem claras. Quando crianças pequenas se sentem abandonadas, uma ansiedade capaz de parar a birra temporariamente é acionada, mas cria uma insegurança profunda. Você sabe que nunca deixaria seu filho no mercadinho, mas ele não sabe disso. E quando damos um tapinha em nossos filhos, às vezes eles se acalmam na hora. Contudo, crianças cujos pais reagem a um comportamento desafiador com disciplina física acabam se tornando mais agressivas, choronas e insolentes quando chegam à pré-escola.[15] É possível entender isso se pensarmos que a criança não é um rato de laboratório, que pode ser educada por meio de dor física ou ameaças. Ao contrário, é um ser humano complexo. A reprovação dos pais sinaliza possível abandono, que aciona um pânico primitivo. É claro que a primeira reação dela é tentar obedecer. Ela chega à conclusão de que a autoafirmação, o impulso de explorar tudo, a tristeza, a decepção e a raiva são ruins e perigosos, por isso tenta reprimir esses sentimentos. É uma batalha perdida, principalmente levando em consideração que seu córtex frontal ainda está em desenvolvimento. Esses sentimentos "ruins" vão aparecer de qualquer jeito, ao bater no cão, puxar o cabelo da mãe ou jogar o prato pela sala. A que conclusão a criança chega? "Minhas emoções são perigosas e me levam a fazer coisas ruins. Sou uma pessoa má e decepciono meus pais."

Felizmente, há um plano de ação durante a pré-infância que protege a autoestima de seu filho e o ajuda a desenvolver a inteligência emocional. Você se lembra daquele bebê sortudo que começou a desenvolver um trabalho sobre relacionamentos afetuosos, seguros e carinhosos? Que tinha certeza de que vivia em um Universo amigável? É possível que agora os pais aceitem sua ampla variedade de emoções, ao mesmo tempo que limitam seu comportamento destrutivo. Quando esse bebê está com medo ou decepcionado, os pais sentem empatia. Quando faz birra, abraçam-no ou ficam próximos, reconhecendo sua raiva e recepcionando as lágrimas por trás disso. Em vez de ver as birras como um comportamento indesejável, esses pais sábios entendem que seu bebê está lhes contando suas experiências. A partir dessa aceitação carinhosa, o pupilo aprende que até mesmo os sentimentos mais desafiadores podem ser tolerados. Eles tomam conta de nós, nós os toleramos, e eles se dispersam. Essas emoções fazem parte daquele enorme mundo sobre o qual o bebê está aprendendo tanta coisa diariamente, recebendo até alguns nomes: "Você está tão bravo!"... "É triste ter que dizer tchau ao papai, você está chorando."... "Você quer que eu pare de mexer no celular e olhe para você. Deve estar com ciúme. Quer que eu seja toda sua agora."

É claro que deixar a criança *se afetar* pelos sentimentos significaria não cumprir a responsabilidade que você tem de orientá-la. Permitir sentimentos não significa, na realidade, permitir ações baseadas nesses sentimentos. Com base nos limites empáticos que você estipulou, a criança aprende que não pode bater no coleguinha, mesmo que esteja brava porque ele pegou seu caminhão.

Conversar com a criança de modo que ela possa refletir sobre os próprios sentimentos e os dos outros desenvolve o que acreditamos ser a consciência de nosso filho. No cérebro da criança, sua promissora compreensão relacionada às palavras está construindo conexões no córtex orbitofrontal que, em conjunto com outras áreas do córtex pré-frontal e do cingulado anterior, controla as emoções e a ajuda a responder de modo adequado às emoções dos outros. O hemisfério direito do cérebro (emocional), que reinou durante toda a infância, está ganhando um administrador para ajudá-lo a interagir com o restante do cérebro.[16] Conforme as palavras de Sue Gerhardt: "Por intermédio das conexões do córtex orbitofrontal para os sistemas cerebrais mais primitivos, isso pode inibir reações de raiva, apagar o medo e, em geral, frear os sentimentos que surgem nas regiões subcorticais. A habilidade de se conter e adiar o impulso e os desejos imediatos são a base de nossa força de vontade e de nosso autocontrole, bem como de nossa capacidade de empatia."[17]

Quando dizemos que crianças pequenas precisam ser bem-educadas, queremos dizer que precisam de nossa ajuda para desenvolver a habilidade interna de controlar fortes emoções, para que possam seguir regras essenciais e se dar bem com outras pessoas. A maneira como respondemos às emoções complexas e ao comportamento selvagem determina se as crianças desenvolveram aquele tipo de cérebro. Punição e desconexão criam mais aborrecimentos e menos autocontrole. Em contrapartida, uma orientação empática ajuda nosso filho a desenvolver um cérebro que conseguirá se controlar emocionalmente em alguns breves anos. Essa habilidade ampliada de acalmar as próprias reações de medo e raiva dará a ele maior acesso à empatia neural que sempre esteve lá.

Crianças pré-escolares (3-5 anos): empatia

Os mamíferos são os precursores da empatia. Você já deve ter notado que cachorros não se sentem bem quando algum membro da família chora, por isso costumam oferecer consolo, lambendo a pessoa ou se aconchegando a ela. Quando um bebê ouve outro chorar, normalmente também começa a chorar. Neurologistas apontam que, quando vemos alguém passando por fortes emoções, neurônios "espelhos" disparam em nosso cérebro, por isso sentimos um pouco daquelas emoções.

Então, por que nem todos os humanos são empáticos? Como as pessoas conseguem machucar as outras de propósito? Isso ocorre porque a empatia está fora de controle desde o início da infância.

Conforme discutimos, bebês e crianças pequenas que foram acalmadas e emocionalmente "compreendidas" têm base forte para a inteligência emocional. Outro termo para esse estilo de parentalidade é empático. Tentamos entender o que nosso filho está sentindo e respondemos a isso com aceitação e tranquilidade. A inteligência emocional que nosso pequeno está desenvolvendo é o que permite que desenvolva a própria empatia natural em um QE alto.

Vamos ver o que acontece quando uma criança não recebeu os fundamentos para a inteligência emocional. Isto é, não foi tranquilizada quando pequena e costumava ficar chorando sozinha. O resultado é que se tornou reativa e tem mais facilidade de fazer birra. Infelizmente, os pais, que têm boa intenção, porém poucas informações, dizem que vão deixá-la no mercado caso não se comporte, daí seu radar de abandono estar sempre alertando para algum perigo. Isso acontece porque o modelo de relacionamentos em formação é aquele em que alguém retém o que ela precisa, então ela fica muito carente e necessita de bastante atenção. Quando cresce um pouco mais, sua personalidade desafiadora faz com que se depare com diversas brigas de poder com os pais. A criança chegou à conclusão de que não pode contar com os pais para ajudá-la com suas emoções, então se esforça para tentar manter os sentimentos distantes. Infelizmente, a repressão funciona apenas de modo temporário; por isso, a criança fica frequentemente sobrecarregada de emoções. Os sentimentos de dependência a assustam ao perceber que não pode esperar que os pais satisfaçam suas vontades, então, fica muito abalada ao não conseguir suportar não se sentir amada. Porque os pais – não sendo injustos – não querem dar atenção às suas birras, deixam-na sozinha com raiva, o que futuramente vai "endurecer" seu coração e consolida seu modelo de relacionamentos em formação, em um de privação. A criança carrega uma mochila, por assim dizer, repleta de tristeza e medo, que não consegue expressar. Para evitar que se rompa e rasgue de repente, a criança se blinda com raiva. Podemos identificá-la pela "cara feia".

À medida que a criança cresce, torna-se emocionalmente frágil e explode com facilidade a quaisquer barreiras do cotidiano. Quando vê outra criança chorando, os neurônios espelhos explodem e ela não consegue deixar de sentir o que a outra criança está sentindo. É muito sensibilizador para ela, muito desconfortável. É possível que ela até grite: "*Cale a boca!*" para a criança que está chorando ou bata nela. Ou simplesmente se afaste para não sentir essas emoções. Se essa estrutura contra a conexão emocional for constantemente reforçada, a criança se tornará capaz de causar dor em outras pessoas. Seu modelo de relacionamentos em formação é de luta e dor; foi uma vítima indefesa, porém também está aprendendo a personificar o outro lado dessa relação: o lado valentão.

A criança que teve a sorte de ser criada com empatia, no entanto, reagirá de modo completamente diferente ao choro do coleguinha. O choro da outra criança a deixará naturalmente desconfortável, conforme os neurônios espelhos explodem e sentem um pouco do que a outra criança está sentindo. Mas ela está mais confortável com esses sentimentos. Já os sentiu antes, igual às outras crianças, e sabe que tudo vai ficar bem. É um Universo amigável e a ajuda chegará. Os sentimentos vão embora. Então, ela consegue tolerar o desconforto e até pensar em estratégias para amenizá-lo. Pode, inclusive, oferecer seu cobertorzinho à outra criança ou falar para a professora que o colega está chorando. Vemos a empatia desabrochando nas crianças que foram cuidadas com empatia. Seu modelo de relacionamentos em formação é aquele em que as pessoas percebem e aceitam os sentimentos das outras, no qual relações podem ser reajustadas e as coisas erradas, corrigidas. Essa criança está começando a ser capaz de personificar os dois lados do relacionamento.

Empatia não é a única habilidade da inteligência emocional que seu filho em idade pré-escolar está praticando. Ele pode se acalmar em situações de aborrecimento, embora ainda pule em seu colo para se tranquilizar. Seu córtex orbitofrontal, que vem sendo desenvolvido durante a infância, já é maduro o bastante para avaliar se certo impulso é socialmente aceitável, então consegue, com frequência, deixar de pegar um brinquedo ou explodir de raiva. Consegue até nomear os sentimentos e, cada vez mais, utilizar palavras para controlar os aborrecimentos em vez de demonstrá-los com birras. Esse é um sinal de que hemisfério esquerdo do cérebro dele, centro da lógica, está se integrando mais com o hemisfério direito, mais orientado à parte emocional. Seu filho está crescendo com autoconsciência emocional.

Crianças do ensino fundamental (6-9 anos): autoconsciência emocional

Quando as crianças atingem os 6 anos, seu sistema nervoso está quase completamente conectado. Agora, o córtex frontal fortalece, reduz e organiza as vias neurais. Podemos esperar que nosso filho melhore o autocontrole, o planejamento, a organização e outras funções executivas durante toda a infância e quando tiver uns 20 anos. Na realidade, cientistas acreditam agora que o cérebro tem o potencial de se adaptar e mudar ao longo de toda a vida; então, de certo modo, é possível "retreiná-lo". No entanto, a estrutura básica cerebral foi construída aos 6 anos, para que nosso filho tenha a capacidade de confiar, se acalmar e desenvolver empatia. Sabemos que crianças cujos ambientes são aprimorados ainda podem desenvolver autocontrole emocional, mas isso requer que os cuidadores tenham muito amor e paciência.

Crianças de 6 anos têm um "modelo de relacionamentos em formação" bem claro, ou seja, sabem o que esperar de suas experiências. Baseando-se nesses modelos em funcionamento, desenvolveram um conjunto de estratégias utilizadas para controlar as próprias emoções. Crianças que não estão certas de que podem contar com os adultos para ajudá-las a se autocontrolar explodem facilmente. Crianças que agora têm certeza absoluta de que não podem contar com os adultos podem parecer mais controladas, mas são mais frágeis do que aparentam; o coração delas é acelerado até quando estão calmas. Crianças felizardas que tiveram pais receptivos se tornaram conhecedoras das próprias emoções e são capazes de controlá-las na maior parte do tempo, ou seja, conseguem agora controlar também seu comportamento. Essas crianças têm QE alto arraigado na fisiologia cerebral. As vias internas foram desenvolvidas para transmitir substâncias bioquímicas tranquilizadoras e controlar as reações de medo e raiva da amígdala, para que possam utilizar o poder completo do cérebro em nível superior. Sentem-se confortáveis consigo mesmas e com as emoções dos outros, então conseguem se conectar profundamente com outros seres humanos.

A tarefas de crianças dos 6 aos 9 anos é colocar a inteligência emocional em amadurecimento para trabalhar, para que possam ter domínio sobre emoções cotidianas disparadas pelos diversos desafios do crescimento. Infelizmente, crianças que apresentam dificuldade de controlar as emoções e de entender os sinais das outras pessoas, também costumam ter dificuldade de dominar essas tarefas de desenvolvimento do dia a dia. Quando a ansiedade ou a raiva impedem essas crianças de ultrapassar essas barreiras normais, a autoestima fica enfraquecida e elas costumam se tornar rígidas e exigentes na tentativa de administrar os medos.

Crianças emocionalmente inteligentes deparam-se com as mesmas dificuldades, mas costumam passar por elas com mais graça. Dominar cada uma das complexidades normais do desenvolvimento amplia a inteligência emocional e desenvolve um "músculo" do QE.

Esses anos costumam ser mais fáceis para os pais. Depois dos 6, o cérebro capta o desejo da criança de estar "bem", o que resulta em melhor controle dos impulsos. Crianças de 6 anos são menos suscetíveis a se jogar no chão no meio do mercado. Em função do controle emocional aprimorado e do foco na escola, muitos pais nem percebem as batalhas emocionais internas dos filhos. De modo compreensível, no lugar disso, respiram aliviados e focam-se em se manter ocupados. Infelizmente, em vez de considerar um comportamento anormal como pedido de ajuda, a maioria dos pais disciplina os filhos imputando-lhes "consequências" e outras punições. Perdem a oportunidade de ajudar os filhos a processar os medos que regem aquele comportamento "ruim" e desenvolvem o QE.

Para pais atenciosos, o ensino fundamental, quando as crianças ainda estão muito conectadas a eles, é o momento perfeito para ajudar os filhos a dominar o mundo das emoções. Aquele filho sortudo, com pais empáticos, está agora se beneficiando não apenas da aceitação harmoniosa de seus sentimentos, mas da escuta engajada, que o auxilia a compreender melhor não só as próprias emoções como também as de outras pessoas. Esses pais entendem que uma criança fazendo malcriações está mostrando que precisa de ajuda para lidar com as próprias emoções e veem essas malcriações como oportunidades de crescimento. Como esses pais conseguem controlar a ansiedade, também são capazes de ajudar os filhos a resolver o problema que os está afligindo escutando-os, refletindo sobre eles e ajudando-os a pensar em alternativas. Quando nosso filho de QE elevado completa 9 anos, pode estar muito mais avançado em relação aos colegas de classe na habilidade de controlar as emoções e, portanto, o comportamento.

O que os pais podem fazer para criar uma pessoa tão estável, atenciosa e feliz? Vamos descobrir.

FUNDAMENTOS DA EDUCAÇÃO DE EMOÇÕES

"Me preocupo que esta abordagem possa deixar meus filhos mimados ou malcriados, mas ela os ajuda a quer se comportar melhor. No fim da semana passada, meu filho de 4 anos começou a chorar e a gritar comigo. Respirei fundo e resisti à vontade de tentar fazê-lo me respeitar e de mandá-lo parar com isso (como fazia antigamente). Peguei-o no colo e o deixei chorar. Eu disse que o compreendia e sabia que era difícil não poder fazer o que quisesse, quando quisesse, e apostava que ele faria isso

o dia todo quando crescesse. Ele chorou por quase um minuto, levantou--se e disse: "OK, cansei. Vamos ao parque!". Antigamente, esses incidentes se transformavam em enormes batalhas e, no final, eu estava exausta, parecia uma mãe terrível."

– Lara, mãe de um bebê de 18 meses e de uma criança de 4 anos.

Como as crianças desenvolvem inteligência emocional

Toda criança nasce querendo se conectar profundamente com outros seres humanos, para que possam crescer e superar os obstáculos que a vida nos apresenta. É isso que faz os seres humanos felizes. Mas algumas crianças tropeçam ou até desistem dessas metas. O que atravessa o caminho delas? Grandes necessidades não satisfeitas e grandes emoções que não conseguem controlar. Nosso trabalho como pais é satisfazer essas necessidades e ajudar nosso filho a aprender a controlar essas grandes emoções, pois isso é o que vai lhes auxiliar a desenvolver um QE elevado.

Você já percebeu qual é a parte mais difícil de ajudar seu filho a aprender a controlar as emoções? Quase todos nós fomos criados pensando que as emoções eram perigosas. Se não conseguirmos suportar nossa tristeza ou nossa raiva, não conseguiremos suportar a tristeza e a raiva de nossos filhos. E se não conseguirmos aceitar a decepção de nosso filho, ou a raiva, ou a mágoa, estaremos transmitindo a ele a ideia de que é muito perigoso permitir que esses sentimentos aflorem. Infelizmente, isso não nos livra dos sentimentos, apenas faz com que nosso filho não aprenda a controlá-los.

Este capítulo fornecerá estratégias práticas necessárias para ajudar seu filho a desenvolver QE elevado: oferecendo a ele empatia, entendendo suas emoções e necessidades e ajudando-o com seus grandes sentimentos, inclusive a raiva.

Empatia, a base do QE

"Outro dia tive uma crise, e acabei surtando por conta de algo que minha filha de 4 anos estava fazendo. Ela deu uns passos

para trás, não ficou confusa e me olhou. Chegou perto de mim, me deu um abraço e disse: 'Você parece estar bem aborrecida'. Ela entendeu minha empatia por ela e por seus ataques, e consegue se tornar companheira, buscando equilíbrio, e me apoia quando preciso de uma ajudinha durante o dia."

– Candace, mãe de uma criança de 4 anos.

A empatia não é apenas a base da inteligência emocional, é a base da parentalidade efetiva, de acordo com John Gottman, autor de *Inteligência emocional e a arte de educar nossos filhos*. Por quê? Porque é fundamental para a habilidade de entender a criança e se conectar com ela. Porque isso fará com que não deposite no seu filho todos aqueles problemas que você teve na infância. E porque, sem ela, seu filho simplesmente não se sentirá amado, não importa quanto você o ame.

Empatia costuma ser definida como o ato de ver as coisas sob o ponto de vista do outro. Mas a empatia é, na verdade, um evento físico, controlado pela ínsula do hemisfério direito do cérebro. Você se lembra de como a estrutura do hemisfério direito do cérebro era formada durante os dois primeiros anos de vida, antes de nosso bebê começar a falar? Cientistas suspeitam que o hemisfério direito do cérebro é o orquestrador da intimidade. A ínsula conecta o cérebro ao coração, aos órgãos digestivos e à pele. Então, quando nosso coração bate, ou o estômago revira, ou a pele se arrepia, a ínsula está nos enviando uma mensagem. E quando sentimos empatia profunda, sentimos isso no corpo. Isso significa que uma definição mais precisa para empatia seria "sentir" sob o ponto de vista do outro.

Quando os pais oferecem empatia a uma criança difícil, essa conexão visceral muda tudo. A empatia fortalece o vínculo da relação. Ajuda a criança a se sentir compreendida, a se sentir menos sozinha com sua dor e sofrimento. Empatia cura. E a experiência da empatia mostra ao pequeno os caminhos mais profundos pelos quais os humanos se conectam, fornecendo-lhe um trampolim para relacionamentos futuros.

Como as crianças desenvolvem a empatia? Isso acontece naturalmente, como parte do desenvolvimento emocional saudável, contanto que as crianças vivenciem a empatia por meio dos cuidadores. É por isso que a parentalidade com empatia é um duplo presente ao seu filho: além de o ajudar a aprender a controlar as emoções, vivenciar a empatia também o ajudará a desenvolver esse sentimento por outras pessoas. O ato de transmitir empatia também é um presente para você, porque crianças que sentem sua empatia acabam sendo muito mais cooperativas e aceitam orientações. Tradução: isso faz com que ser pai ou mãe seja muito mais fácil!

No entanto, a maioria dos pais acredita que essa ideia de ser pai ou mãe com empatia acaba produzindo mais ansiedade. Como você "faz" isso exatamente?

Você já sabe como. Toda vez que diz: "Eu sei como está se sentindo" ou "Parece que teve um dia difícil, né?", está sendo empático. Toda vez que não se deixa levar pelos seus sentimentos e consegue ver as coisas sob o ponto de vista do seu filho, está tendo empatia. Parece simples, não é? Então, por que a empatia é tão poderosa? Pense nela como um espelho que você segura para seu filho. Quando reconhece os sentimentos dele, isso o ajuda a reconhecer e aceitar os próprios sentimentos, e isso é o que permite que ele aprenda a lidar com eles. Na maioria das vezes, quando as crianças (e os adultos) sentem que suas emoções são compreendidas e aceitas, tais sentimentos perdem a carga que têm e começam a se dissolver. Não temos que analisá-los, ou até mesmo apreciá-los, devemos apenas reconhecer sua presença.

Aceitar nossas emoções ensina nosso filho que a vida emocional dele não é perigosa, não é motivo de vergonha; é, na verdade, universal e controlável. Todo mundo já sentiu isso – existe até um nome para isso! Ele se sente compreendido e aceito. Aprende que não está sozinho para lidar com aquele monte de emoções poderosas.

O que não é empatia:

- **Permissividade.** Você pode (e deve) estipular limites. É essencial reconhecer quando seu filho não se sente feliz com esses limites. Para seu filho, é importante que você seja capaz de tolerar a decepção e a raiva que ele sente por você, bem como as outras emoções.

• **Resolução de problemas.** É essencial que você o ajude a compreender os sentimentos de aborrecimento, para que consiga começar a pensar sozinho em soluções, mas você não deve resolver o problema para ele. Quando seu filho demonstrar sentimentos em relação a algo, você deve ouvi-lo e reconhecer esses sentimentos, em vez de começar a propor soluções. Isso significa que você deverá controlar a ansiedade sobre o assunto.

• **Concordância.** Aceitar sentimentos e refletir sobre eles não significa concordar com eles ou apoiá-los. Você está mostrando para a criança que os compreende, nada mais, nada menos. Se já se sentiu compreendido, sabe o quão bom é essa sensação.

• **Investigação.** "Diga-me como se sente" não é empatia. Empatia é considerar o que seu filho está lhe mostrando sobre sua experiência, mas não cutucar a ferida para examinar o machucado.

• **Análise.** "Acho que está bravo porque hoje é o aniversário da sua irmã e está com ciúme." Empatia é respeitar o que uma pessoa pensa, não envergonhá-la com provocações – mesmo que você esteja certo. Falar apenas "Querido, você está tão ranzinza hoje" ajudará muito mais seu filho a perceber o que está acontecendo. Nem sempre palavras são necessárias, principalmente quando nossos filhos estão crescendo, uma vez que rotular sentimentos costuma fazer com que as pessoas sintam que estão sendo analisadas. Um simples "Hum...", ou "Uau!", ou "Desculpe-me", quando ditos com importância, ajuda seu filho a se sentir compreendido.

• **Dramatização.** Combine sua reação com o humor dele. Estar um pouco cabisbaixo porque seu time de futebol perdeu não lhe dá o direito de reagir como se alguém tivesse morrido.

• **Lutar contra o sentimento.** Isso só vai fazer com que os sentimentos sejam negados e seu filho se sinta errado por passar por isso. Ademais, faz com que a emoção fique em segundo plano, então a criança carrega consigo um sentimento negativo, pronto para reaparecer numa pequena provocação.

• **Tentativa de alegrar a pessoa.** É claro que você quer ajudar seu filho a superar sentimentos desconfortáveis, mas não deseja passar a ideia de que ele precisa fugir deles. Assim que ele tiver uma oportunidade segura de perceber, aceitar e expressar esse sentimento para si mesmo ou para você, este vai se se dissipar de forma natural. Em seguida, seu pupilo estará pronto para "se alegrar", no sentido de mudança de cenário e assunto. E você terá lhe transmitido a ideia de que TUDO nele é aceitável, inclusive sentimentos desconfortáveis.

O que é empatia:

- **Escuta e aceitação, sem pressão para resolver tudo.** Você não precisa resolver tudo. Não precisa concordar com as ideias do seu pupilo. Mas precisa aceitar que ele tem o direito de ter os próprios sentimentos. Não leve para o lado pessoal.
- **Reflexão e reconhecimento.** "Você está muito bravo com seu irmão", ou "Uau! Olhe você subindo ali!", ou "Você parece preocupado com a festa de aniversário do seu amigo."
- **Honrar limites saudáveis.** Ser empático não significa perder o próprio sentido de bem-estar. Sua compreensão afetuosa comunica a seu filho que você entende que ele pensa que é o fim do mundo, ao mesmo tempo que sua habilidade de se controlar emocionalmente traz tranquilidade a ele sobre uma luz no fim do túnel.

Mochila emocional do seu filho

"Hoje, enquanto voltávamos para casa de carro, meu filho reclamou que queria jantar em um restaurante. Aí começou a gritar. Eu podia sentir que minha paciência estava diminuindo, mas consegui me manter calma e dizer coisas tranquilizadoras, como 'Sei que você realmente quer jantar naquele restaurante... você está triste... agora está chorando'. Chegamos em casa e senti uma pressão instantânea de começar a fazer o jantar, já que estávamos com fome, mas sabia que ele precisava esvaziar sua mochila emocional, então disse a ele que iria abraçá-lo durante o tempo que ele quisesse. O engraçado é que não demorou muito. Ele chorou bastante e depois deu um grande suspiro e disse: 'Eu realmente queria ir àquele restaurante e chorei

muito por causa disso'. A noite acabou milagrosamente sendo muito boa." – Heather, mãe de uma criança de 4 anos.

As emoções humanas não podem ser reprimidas com sucesso. Quando as ignoramos ou "socamos", nós as tiramos do nosso consciente e as colocamos no subconsciente, onde ficam além do nosso controle. Infelizmente, isso nos mantém longe do objetivo de controlá-las, aí elas explodem, às vezes com resultados desastrosos. Felizmente, não precisamos reprimir as emoções para controlá-las. Conforme vamos envelhecendo, podemos utilizar nossa própria história ("Estou um pouco ranzinza hoje porque estou cansado, por isso estou reagindo de forma exagerada"), para controlar os sentimentos. Nossa mente racional faz com que nos sintamos seguros o bastante para passarmos por essas fortes emoções. À medida que nos permitimos senti-las, espalham-se por nós e evaporam.

Como outros seres humanos, as crianças também precisam sentir as emoções antes que estas se dissipem e desapareçam. Mas, em função de a parte racional do cérebro de crianças pequenas ainda não estar completamente conectada, elas não conseguem utilizá-la para se sentir mais seguras. Em vez disso, seu filho usa você. Sua presença tranquilizadora faz com que se sinta seguro o bastante para passar por rompantes de choro e medo. Se não estiver lá, ou se ele se sentir desconectado de você em qualquer momento, enfiará esses sentimentos na mochila emocional, que carrega consigo. Até que a criança se sinta segura o bastante para esvaziar a mochila, estará emocionalmente fragilizada, tentando fazer com que o conteúdo da mochila não transborde. Ela não tem acesso aos recursos internos necessários para lidar com os desafios normais da vida diária.

Infelizmente, é comum que seu filho não consiga lhe dizer a razão de estar aborrecido. Ele ainda não tem muita experiência com as emoções, então não sabe como lhe pedir ajuda. Só sabe que está de mau humor e irritado. Felizmente, este é o seu sinal, pois se sentir mal faz com que as crianças não se comportem, ou façam "malcriações". É provável que você já tenha ouvido esse termo ser utilizado para se referir a uma criança que não se comporta bem. Mas também podemos pensar no mau comportamento como forma de "malcriação", com forte emoção que a criança não consegue expressar em palavras. Então, todas as "malcriações" são um sinal para nós, pais, de que nosso filho precisa da nossa ajuda com as emoções que ele não consegue processar, o que o está levando a ser malcriado.

Alguns sinais que mostram que seu filho precisa da sua ajuda com as emoções:

- Ele se torna inflexível, expressa um desejo desesperador que precisa ser satisfeito.
- Ele costuma estar de mau humor e infeliz; nada o que você faz o agrada.
- Ele "faz malcriação", às vezes até olhando para você enquanto apronta, o que sinaliza a desconexão entre vocês. (Quando as crianças estão dominadas por emoções negativas, sentem-se desconectadas e sozinhas.)
- Ele "faz malcriação" de propósito, como bater ou quebrar algo, para mostrar a você que os sentimentos dele são muito fortes e você não consegue controlá-los.
- Ele parece carente, ou costuma fazer a mesma malcriação diversas vezes, e seu amor e atenção não parecem conseguir mudar este padrão.

Como você consegue auxiliar seu filho com as fortes emoções? Em razão de as lágrimas e da risada nos ajudar a descarregar nossa ansiedade e nossas emoções, ajude seu filho a brincar quando pode e a chorar quando deve. Em outras palavras, doses regulares de brincadeiras – principalmente aquelas que abordem quaisquer assuntos "positivos" para o desenvolvimento do seu filho – auxiliarão a criança a passar por medos e frustrações normais que acompanham as tarefas apropriadas ao seu desenvolvimento. Você também pode reagir de modo divertido a um comportamento "inadequado" que sinalize desconexão. Por exemplo, quando seu filho olha diretamente para você e quebra uma pequena regra, tente pegá-lo para uma brincadeira carinhosa, reanimando a conexão com ele com alegria. Você não deveria mostrar a ele que levou a sério a regra que acabou de quebrar? Ele já sabe sobre a regra. Ele a quebrou por causa de alguma necessidade que não foi satisfeita, ou por uma emoção opressora, e precisa da sua ajuda para lidar com isso. Todavia, antes de corrigi-lo, você deve se reconectar, e disciplinar só fará com que ele se sinta inseguro. Brincar, no entanto, criará a sensação de segurança.

Então, quando seu filho olha diretamente para você e joga o cereal, não faz isso porque acredita que o lugar do cereal seja no chão. Talvez ele precise se reconectar a você. Talvez se sinta subestimado porque você está sempre com o bebê. Talvez esteja preocupado com a excursão de hoje ou com a briga que você teve com seu marido na noite passada. Você não precisa saber o que realmente está por trás do comportamento dele; o primeiro passo é sempre se reconectar. Exagere na indignação: "O que aconteceu com o cereal?!! Ah, NÃO! Que horrível! Venha aqui, seu desperdiçador de cereais, você mesmo! Vou mostrar o que acontece com quem desperdiça cereais!". Pegue-o, coloque-o nas costas e corra com ele pelo quarto. Depois, pare perto dos cereais e beije-o na barriga umas dez vezes. Você saberá que está indo pelo caminho certo quando ele começar a rir; e, quanto mais ele rir, mais estará descarregando ansiedade que sente sobre o assunto. Em geral, basta esse joguinho para que seu filho volte a ficar alegre, pronto para ajudar a recolher os cereais.

No entanto, seu filho já está sentindo algumas emoções intensas quando gesticula para você com raiva, faz malcriação ou é difícil, expressando-se por meio das lágrimas. Isso significa que o tempo de brincadeira acabou e não há outra opção a não ser chorar. Contudo, normalmente quando nós, seres humanos, precisamos chorar, temos medo desses sentimentos que nos deixam vulneráveis e sensíveis. Para mantê-los distantes, atacamos. Então, quando seu filho sente algo que o assusta, tenta não sentir. Em vez disso, fica bravo. Põe (esses sentimentos) para fora. É quase certo que ele "sabe se sair melhor" e gostaria de se "comportar", mas está dominado por fortes emoções que não compreende, sendo levado a fazer malcriações, e apenas se sente uma pessoa ruim. Esse mau comportamento é um pedido de ajuda.

Que tipo de ajuda? Ele precisa que sua raiva seja aceita, para que possa passar pelas lágrimas e pelos medos por trás de sentimentos ocultos. Precisa mostrar a você quanto dói, para saber que você compreende o sofrimento dele. Sim, ele vai superar esses sentimentos de medo, mas primeiro precisa saber que não é mau por sentir tanta raiva, e precisa da sua atenção carinhosa para passar por todo medo, decepção ou tristeza por trás dessa raiva, a fim de que possa superá-la.

Entendendo a raiva

"As crianças precisam de amor, principalmente quando não merecem."
– Harold Hulbert.

Uma das mensagens mais importantes que podemos passar para nossos filhos sobre emoção é que a raiva é um sentimento humano universal, que pode ser administrado e controlado. Como fazemos isso? Reconhecendo a raiva e reagindo a ela, em vez de ignorá-la ou puni-la. A partir do momento que as crianças entendem que sua raiva será ouvida e respondida, conseguem expressá-la com mais calma, em vez de reverterem-na em agressão. Ao contrário, crianças que aprenderam que sentir raiva é inaceitável ou desrespeitoso tentam reprimi-la, ou seja, os sentimentos de raiva são camuflados e saltam sem controle pela mente consciente. Portanto, nossa atitude perante a raiva de nosso filho pode ajudá-lo a aprender a controlá-la ou induzi-lo à agressão.

Embora seja comum não percebermos quando estamos ficando enfurecidos, a raiva se torna, na realidade, uma defesa contra sentimentos mais profundos de medo, dor, decepção, entre outros.. Quando esses sentimentos são muito devastadores, automaticamente partimos para o ataque para não sentirmos dor. Mobilizamo-nos contra a ameaça percebida atacando e sabendo, por instinto, que a melhor defesa é um bom ataque. Às vezes, faz sentido atacar, mas apenas quando existe ameaça real. E, embora nossos filhos estejam frequentemente bravos porque se sentem vulneráveis, ameaças reais são raras. Na maioria das vezes, quando as crianças ficam zangadas, querem atacar o irmãozinho (que quebrou uma recordação valiosa), os pais (que lhes deram bronca "injustamente"), o professor (que as envergonhou) ou aquele valentão da escola (que as assustou).

Podemos ajudar nosso filho com a raiva, lembrandoa ele de que uma criança zangada mostra a você que está assustada, desconectada e sofrendo por dentro. Nosso trabalho é reconhecer tanto a raiva quanto as emoções por trás disso. Uma vez que as crianças têm a oportunidade de sentir esses sentimentos que estavam sendo evitados, deixam de precisar da raiva como defesa, e esta acaba se dissipando.

Quando as crianças vivem em um ambiente em que se lida com a raiva de forma saudável, em geral aprendem a controlá-la de modo construtivo. Portanto:

- **Controlam impulsos agressivos.** À medida que aceitamos a raiva de nosso filho e permanecemos calmos, a criança começa a dominar as vias neurais – e aprende habilidades emocionais – para se acalmar, sem machucar a si mesma ou aos outros, ou aos objetos. Quando chega ao jardim de infância, a criança deve ser capaz de suportar no corpo a carga de adrenalina e de outras substâncias químicas de "luta", sem reagir agredindo outra pessoa (exceto, ocasionalmente, um irmão).
- **Reconhecem sentimentos mais ameaçadores por trás da raiva.** Quando a criança consegue vivenciar à dor decorrente daquele brinquedo quebrado, por achar que a mãe foi injusta, vergonha por não saber a resposta na sala de aula ou medo pela ameaça do colega de classe, consegue seguir em frente. Ela deixa de precisar da raiva para se defender contra esses sentimentos, por isso a raiva se dissipa.
- **Resolvem problemas de modo construtivo.** A meta é que seu filho use a raiva como impulso, quando necessário, para mudar as coisas, para que determinada situação não se repita. Isso pode incluir colocar os brinquedos em um lugar em que o irmãozinho não os alcance ou pedir a ajuda dos pais para lidar com o valentão. Além disso, a criança pode até mesmo reconhecer sua contribuição ao problema, de modo que decide realizar um trabalho melhor, seguindo as regras dos pais ou indo à aula mais bem preparada.

É claro que as crianças aprendem essas habilidades depois de vários anos de orientação parental. Quando completam 6 anos, seu cérebro deve estar desenvolvido a ponto de os centros de pensamento poderem desconsiderar as mensagens de emergência dos centros cerebrais inferiores. Crianças que não conseguem controlar impulsos agressivos quando estão muito aborrecidas mostram que precisam de ajuda para processar um acúmulo de emoções e o peso que carregam nos ombros. Se os pais forem capazes de ajudar as crianças a se sentir seguras o bastante para expressar sua raiva e explorar os sentimentos por trás dela, os filhos se tornarão cada vez mais capazes de transformar essa raiva ao resolver os próprios problemas de modo construtivo durante a fase escolar.

Satisfazendo as necessidades mais importantes do seu filho

> *"Descobrimos uma forma de fazer com que as crianças façam nove lições durante uma semana, organizar uma viagem de férias para a Disney e dar uma festa de aniversário para uma dúzia de crianças de 5 anos. Então, por que conseguir ler uma história à luz de velas de modo tranquilo parece impossível? Na realidade, a história é mais importante para a alma de nosso filho."*
>
> – *Katrina Kenison.*

Às vezes, as fortes emoções de nosso filho são acionadas por necessidades fundamentais que não são satisfeitas, aqueles desejos que as crianças não conseguem verbalizar. A maioria dos pais se foca em necessidades físicas, como dormir, comer e tomar banho. Mas costumamos nos esquecer das maiores necessidades:

- Saber que os pais as amam, adoram cuidar delas e se preocupam com sua felicidade. (*Merecimento, autoestima*)
- Sentir-se verdadeiramente vistas, conhecidas, aceitas e estimadas – até mesmo a partes "vergonhosas", como raiva, ciúme, mesquinharia e cobiça. (*Amor incondicional*)
- Passar com o pai ou a mãe um tempo tranquilo, alegre, desestruturado e de afirmação. (*Intimidade, pertencimento*)

- Trabalhar emoções diárias desafiadoras. (*Completude emocional, autoaceitação*)
- Dominar novas habilidades. (*Mestria, independência, confiança*)
- Agir com base nas motivações de outra pessoa para ter impacto no mundo. (*Autodeterminação, poder*)
- Contribuir. (*Valor, significado*)

As crianças não conseguem nomear essas necessidades, mas quando não são satisfeitas não prosperam e parecem infelizes, não cooperativas, insaciáveis. Nada parece bom o bastante para elas. Então, pedem por mais, mais e mais. Mais tempo antes de dormir. Mais agrados que os irmãos. Mais posses materiais.

No entanto, primeiro elas devem entender que não precisamos mais do que necessitamos, e o querer sempre mais e mais nunca poderá satisfazer nossos desejos mais profundos.

Felizmente, as crianças nos mostram quando suas necessidades não estão sendo satisfeitas. Na realidade, todas as "malcriações" são um pedido de ajuda, alertando os pais para algo que o filho não conseguiu ou para sentimentos confusos. Se ouvir seu filho e ele souber que o está levando a sério, você o verá relaxando, não se sentindo como se tivesse que lutar para conseguir algo. Ele se sentirá do mesmo modo que nos sentimos quando nossas vontades são satisfeitas: confortável, feliz, aberto e agradecido. É aí que as crianças estão prontas para cooperar.

Quando as crianças sentem que não conseguem nos convencer de que suas necessidades são válidas, reclamam, transformam tudo em briga de poder ou tornam-se apáticas ou insolentes. Em geral, chamamos isso de "mau" comportamento, mas podemos considerar uma estratégia disfuncional e infantil para satisfazer às vontades legítimas da criança.

Isso significa que você não deve ficar irritada? Provavelmente não vai conseguir evitar isso. Mas transformar a irritação fará com que você seja mais eficaz em mudar o comportamento de seu filho. Lembre-se de que ele está apenas tentando satisfazer uma necessidade humana válida, e sua ajuda será essencial para que ele encontre a melhor forma de satisfazer essa vontade.

É claro que nem todas as vontades são necessidades. Contudo, quando conseguimos satisfazer as necessidades mais importantes das crianças (de serem vistas, compreendidas e conectadas), elas se tornam mais felizes e cooperativas e conseguem controlar a decepção que sentem quando dizemos não aos desejos fugazes que acreditam que as farão felizes. Esses desejos não são necessidades reais, estratégias para satisfazer necessidades. Um pouco de atenção pode satisfazer o desejo da criança de ter alguns momentos de ternura muito mais que um doce.

Treinamento do QE para uma criança difícil

Algumas crianças nascem com tendência à ansiedade ou à depressão. Às vezes, essas tendências são tão fortes que são expressas em pensamentos negativos, comportamento compulsivo, fobias ou comportamento ansioso e acabam se tornando muito complexas para os pais. Como sempre, vamos começar com nossas *Três grandes ideias* – **controlar-se, permanecer conectado e aconselhar em vez de controlar**. Se conseguirmos observar nosso próprio nó de medo e desânimo por causa dos problemas de nosso filho, será possível desfazê-lo e teremos um pouco de espaço para nós e nosso filho mudarmos. Se conseguirmos trabalhar para ficarmos **conectados** intensamente com a nossa sensação, a sensação de segurança amenizará muito mais aqueles sintomas do que qualquer outra coisa que tentarmos. Por exemplo, pesquisas sugerem que uma educação responsiva pode fazer a diferença entre uma criança tímida se tornar líder ou alguém recluso. Por fim, **aconselhar em vez de controlar** significa pensar de modo criativo e encontrar apoio externo necessário para satisfazer a esse desafio especial. Em alguns casos, intervenção profissional é necessária. Em outros, nosso filho precisa apenas de ajuda extra para que possamos auxiliá-lo a trabalhar dada camada de medo, a fim de que possa alcançar tarefas de desenvolvimento apropriadas à sua idade. O que isso parece?

Quando Morgan começou a pré-escola, todos os dias agarrava a mãe e gritava para que pudesse ser ouvida por toda a escola. A professora auxiliar se esforçou mais para se conectar com ela, então Morgan conseguiu, com o tempo, deixar a mãe ir embora pela manhã, embora nunca sem lágrimas. Durante o dia, no entanto, Morgan perseguia a professora. Em casa, tinha medo de insetos, de cair pelo ralo da banheira, de lavar o cabelo, do cachorro do vizinho que vivia preso no quintal. Parecia ter nascido perfeccionista, insistindo em fazer as coisas do jeito correto e chorando se fosse criticada. Demorava muito para dormir, agarrava-se aos pais caso tentassem sair do quarto e, depois, acordava diversas vezes, chorando até que o pai ou a mãe se deitasse com ela. Os pais, ambos com sono leve, revezavam-se à noite, para que cada um conseguisse permanecer a maior parte do tempo acordado.

Embora Morgan possa ter passado por algum trauma cedo na vida, é mais provável que apenas tenha nascido com leve predisposição à ansiedade. Ela tem poucas chances de participar de alguma peça teatral ou até de contar uma piada na hora do lanche. Mas isso não significa que não possa ter uma infância feliz, amigos próximos e ter boa vida. Morgan provavelmente será um pouco ansiosa, mas os pais podem ajudá-la a aprender a controlar a ansiedade. Pais de crianças ansiosas podem ajudar os filhos:

- Ensinando-os a perceber a ansiedade e a se acalmar.
- Ensinando-os a se conscientizar das emoções e expressá-las.
- Ensinando a eles técnicas de habilidades sociais.
- Ensinando a eles técnicas de relaxamento.
- Ajudando-os a se sentir seguros com base em conquistas reais, principalmente físicas.
- Minimizando o estresse na vida diária.

Os pais de Morgan começaram a praticar exercícios de relaxamento com ela todas as noites para ajudá-la a relaxar. Separaram um tempo para brincar e lutar diariamente, para ajudá-la a ganhar confiança física. Durante um período especial, brincavam de coisas que a fizesse rir sobre separação, perfeccionismo e controle. Por fim, decidiram que trabalhariam diretamente para ajudar a filha a "descarregar" os medos dominantes, começando com a hora de dormir.

Primeiro, ajudaram a amenizar um pouco da ansiedade que Morgan tinha em relação ao sono, "brincando" com o problema. O pai fingia pegar no sono no sofá e acordar assustado porque não havia ninguém com ele. Morgan ria bem alto e lhe dizia para não agir como um bebê.

O pai tentava variações da brincadeira, contanto que Morgan continuasse rindo. Em uma variação, Morgan colocava o pai "para dormir" no sofá e lhe dizia que sabia que ele podia dormir sozinho, enquanto o pai lhe implorava para falar algo e Morgan dava risada.

Após algumas semanas, os pais escolheram um fim de semana sem obrigações e explicaram a Morgan que iriam ajudá-la a aprender a pegar no sono e dormir sozinha na cama. A ansiedade de Morgan veio à tona em pânico total. Ela chorou, gritou, fez birra, bateu, lutou e se escondeu debaixo da cama. os pais se ajudaram mutuamente para permanecer calmos e pacientes, lembrando-se de que não estavam traumatizando a filha, mas ajudando-a a emergir e a dominar um medo antigo, profundo e debilitante. Na hora de dormir, eles a cobriram e a tranquilizaram, dizendo que sempre a manteriam segura e sabiam que ela conseguiria dormir sozinha. O pai saiu do quarto. A mãe, em contrapartida, ficou e segurou Morgan durante o ataque seguinte. Toda vez que começava a se acalmar, a mãe lhe dava boa noite e se levantava para sair, mas Morgan chorava mais, agarrando-se a ela. Por fim, após horas de choro, tremedeira e suor, ela disse à mãe que poderia sair se prometesse voltar quando a chamasse. Morgan dormiu a noite toda pela primeira vez na vida. Na noite seguinte, o processo se repetiu, mas durou apenas meia hora. Morgan logo começou a dormir sozinha e durante a noite toda.

Isso é treinamento de sono? Seria mais apropriado dizer que Morgan estava passando por um período difícil em se separar dos pais para adormecer e dormir sozinha, então eles a ajudaram a se cobrir e a dissolver os medos que estavam causando a ansiedade da separação. Perceba que nunca a deixaram chorando sozinha. Em vez disso, anunciaram o plano de sair e depois ajudaram a filha a superar a reação de medo. A ansiedade, outra palavra para medo, costuma ser a raiz dos problemas de sono de crianças. Apesar de não haver nenhum problema em uma criança de 4 anos dividir a cama com os pais, essas crianças são certamente capazes de dormir sozinhas, a partir do momento que conseguem ajuda para superar seus medos.

Uma história bem-sucedida? É claro que sim. Mas a melhor parte foi que Morgan ficou mais tranquila de maneira geral, e alguns de seus medos desapareceram sozinhos. O medo tem um modo de se espalhar além da fonte original. Quando damos oportunidade de crianças ansiosas trabalhar o terror passado armazenado nelas, estamos ajudando-as a ter mais coragem e liberdade em todos os aspectos da vida.

GUIA DE AÇÃO

"É perceptível a mudança; ela está extremamente sensata e cooperativa. Ainda vamos passar por momentos difíceis, mas não temos mais birras! Cheguei à conclusão de que, se está aborrecida por causa de algo, ela tem o direito de sentir aquilo – então, é melhor eu sair de perto (dar uma boa respirada) e deixá-la chorar por uns cinco minutos e depois pegá-lo no colo para nos abraçarmos e continuarmos o restante do dia. Isso demora quase o mesmo tempo que uma grande birra, mas é bem menos estressante, e não vamos embora nos sentindo bravas e ofendidas!"

– Renet, mãe de uma criança de 4 anos.

Está pronto para educar as emoções? Respire fundo e restabeleça o máximo possível o estado de calma. Agora, reúna toda compaixão que conseguir a fim de que seu filho se sinta seguro para sentir aquelas emoções de aborrecimento. Assim que conseguir isso, elas evaporarão. Com o tempo, essa sensação de proteção das suas emoções permitirá que ele as reconheça e as controle. É simples? É, mas não é fácil. O guia de ação desta seção servirão de auxílio para o aperfeiçoamento de suas habilidades de treinar emoções.

Sete passos para promover a inteligência emocional em seu filho

Bem, você quer criar uma criança emocionalmente inteligente e está pensando por onde começar? Comece seguindo esses passos básicos todos os dias; em seguida, falaremos sobre o que fazer quando as emoções estiverem muito intensas.

- **Reconheça o lado do seu filho e seja empático.**

Você não precisa "consertar" a razão de seu filho estar aborrecido, mas precisa ser empático. Todos sabemos como é bom que nosso lado seja reconhecido; de algum modo, isso facilita quando as coisas não seguem o esperado. "É difícil ter que parar de brincar e vir jantar, mas agora é hora disso."

- **Possibilite expressar emoções, mesmo quando as ações são limitadoras.**

Os sentimentos de seu filho são legítimos. Ele precisa que você o ensine expressá-los de modo melhor. "Você está muito bravo porque seu irmão quebrou seu brinquedo, mas não podemos bater. Venha aqui e vou ajudá-lo a contar como se sentiu."

- **Reaja às necessidades e aos sentimentos por trás do comportamento problemático.**

Comportamento "problemático" sinaliza fortes sentimentos ou necessidades não satisfeitas. Se você não tratar dos sentimentos e das necessidades, estes irromperão mais adiante, causando outro comportamento problemático.

"Você está passando por um momento difícil esta manhã. Foi legal começar a escola, mas sente falta de passar um tempo com a mamãe. Estarei aqui para buscá-lo depois do colégio e vamos brincar e ficar juntinhos, além de passar um momento especial, OK?"

- **Quando não for possível realizar um desejo, reconheça-o e conceda-o por meio da "realização do desejo".**

É incrível como você consegue sobreviver a um impasse, concedendo o desejo de seu filho por meio da imaginação. Por um lado, isso acontece porque você mostra que realmente se importa com o que seu filho quer. Mas há outra razão fascinante. Imaginar que nosso desejo se realizou nos satisfaz, na verdade, por um instante, ou seja, nosso cérebro realmente parece satisfeito ao analisá-lo! Realizar o desejo de nosso filho por meio da imaginação libera um pouco da urgência oculta por trás disso, então ele acaba ficando mais aberto a opções.

"Você gostaria de comer um biscoito. Aposto que conseguiria engolir dez biscoitos agora! Isso não seria delicioso?!" Encontre uma maneira de satisfazer àquela vontade intensa: "Acho que está com fome. Já está quase na hora do jantar, mas você não aguenta esperar. Vamos fazer um lanchinho que faça seu corpo se sentir melhor".

• **Conte uma história para que seu filho entenda sua experiência emocional.** Quando nosso filho é emotivo, suas ações são controladas pelo hemisfério direito do cérebro. Essas emoções precisam ser reconhecidas e sentidas ou tomarão conta de você. Então, o primeiro passo para educar as emoções é sempre ser empáticos com os sentimentos de nosso filho. Mas depois também precisamos ajudá-lo a trazer à tona o hemisfério esquerdo, ou lado lógico, do cérebro. Isso o ajudará a entender o que está acontecendo, para que não se sinta apenas à mercê das emoções que o estão dominando. Para isso, nomeie os sentimentos ("Você está muito decepcionado") e conte histórias: "Sim, é isso mesmo... quando fomos ao dentista, você primeiro se assustou e não quis abrir a boca... Mas segurou minha mão e foi muito corajoso, aí o dentista disse que você estava escovando os dentes direitinho!".

• **Ensine resolução de problemas.** Devemos entender as emoções, não nos afundar na autopiedade. Na maioria das vezes, quando as crianças sentem que suas emoções são compreendidas e aceitas, tais sentimentos perdem a carga que têm e começam a se dissolver. Isso dá abertura para resolver os problemas. Às vezes, as crianças conseguem fazer isso sozinhas. Outras, precisam de sua ajuda para pensar em soluções. Mas resista à vontade de resolver o problema para elas, pois isso passa a ideia de que você não confia em sua habilidade de lidar com isso sozinhas.

"Você está muito aborrecida que a Chloe não vai poder vir aqui porque está doente. Não via a hora de brincar com ela. Quando estiver pronta, podemos pensar em ideias para fazer outra coisa divertida."

• **Brinque de fingir.**

Brincar é como as crianças processam a experiência. A maior parte de qualquer problema emocional pelo qual seu filho esteja passando vai responder às brincadeiras. É útil para controlar o comportamento: "Hoje, você é o Super-homem! É muito poderoso! Será que consegue empurrar o carrinho de compras pelos corredores com cuidado?", E, quando percebe um padrão negativo sendo desenvolvido, o melhor remédio costuma ser brincar: "Vamos brincar do jogo de dar tchau... Olha, a mamãe sempre volta!". (Para esse jogo e outros relacionados ao processamento emotivo, consulte o guia de ação deste capítulo.)

Educando as emoções do seu filho quando surgir um ataque

"Na noite passada, minha filha teve um chilique depois que tirei de modo brusco um brinquedo com o qual ela estava brincando. Ela gritava 'Dá para mim'. Eu me ajoelhei ao seu lado e estendi os braços para ela. Ela se segurou forte em mim e chorou no meu ombro. Quando se acalmou um pouquinho, perguntei: 'Você está brava porque tirei o brinquedo de você?'. 'Sim, estou brava', ela concordou e soluçou mais um pouco. Depois de um tempo, olhou para mim e disse: 'Eu te amo'. Nos beijamos e seguimos em frente. Mais tarde, naquela noite, mencionei quanto ela está crescendo. Ela concordou e disse: 'Às vezes eu ainda choro'. Eu respondi: 'Também choro às vezes'. Ela concordou: 'Não tem problema chorar'.

– Gis, mãe de uma criança de 4 anos.

Quando nuvens de tempestade se formam, até mesmo pais com as melhores intenções podem se sentir provocados, e seus aborrecimentos se intensificam em vez de diminuir. Mas é nesse momento que a criança mais precisa da ajuda dos pais para aprender a se controlar.

- **Escolha um ataque programado.** Quando você notar que o comportamento do seu filho está inflexível, difícil ou fora dos eixos, é hora de um "ataque programado". Ignorar o comportamento dele e esperar que o humor melhore resultará em intensificação da *performance*, até que ele acabe completamente aborrecido, o que costuma ocorrer no pior momento para você. Em vez disso, programe um "ataque" em seu cronograma, enquanto ainda está bastante calmo para sentir compaixão.

- **Controle os próprios sentimentos para que possa receber as emoções fortes do seu filho e ajudá-lo a desabafar.** Quando mantemos a compostura, existe uma comunicação com nosso filho que mostra a ele que não há nenhuma emergência, mesmo que sinta que há alguma neste momento. Isso vai ajudá-lo a se sentir mais seguro.
- **Estabeleça um limite compassivo.** Abaixe-se e fique na mesma altura que ele, coloque um braço em volta dele, olhe-o nos olhos e estabeleça seu limite mais compassivo: "Amorzinho, nada de biscoitos agora, já é quase a hora do jantar". É quase certo de que ele vai ter um chilique.
- **Estabeleça quaisquer limites necessários para manter a todos seguros, ao mesmo tempo em que reconhece a raiva.** "Você está muito bravo, mas nada de bater." Quando seu pupilo estiver bravo, em vez de chorar, ajude-o a expor seus medos, confrontando o desacato com carinho. "Amorzinho, você acabou de jogar o brinquedo no gato. Isso o assustou. Brinquedos não foram feitos para ser jogados." Olhe-o nos olhos. Fique calmo. Ou ele vai desviar o olhar por vergonha, ou vai olhar diretamente para você, desafiando-o. De qualquer modo, abra os braços para ele. "Meu amor, estou vendo como está chateado. Mas não vou deixá-lo machucar o gato." Nesse ponto, seu filho provavelmente vai se recusar a olhar em seus olhos. É provável que se retorça de raiva. É porque sentir o amor vindo de seus olhos vai fazer com que seu coração endurecido amoleça e se encha daqueles sentimentos de dor que tem tentado esconder. Naturalmente, isso o assustará. Daí, ele vai se debulhar em lágrimas (bingo!) ou atacar você com raiva.
- **Caso seu filho fique com raiva, mantenha-se conectado. Nunca abandone uma criança para "se acalmar" sozinha.** Isso transmite a ideia de que ela está sozinha para aprender a controlar sentimentos intensos e assustadores.
- **Abrace-o se puder, sem se machucar.** Se não puder abraçar seu filho, mas conseguir tocá-lo, faça-o de forma tranquilizadora: "Aqui está minha mão no seu braço, demonstrando meu amor".
- **Se souber o que está acontecendo, reconheça.** "Você está bravo porque o papai não o deixa fazer isso." Se não souber a razão, diga o que vê: "Você está se sentindo tão mal".

• **Crie segurança.** Você quer que as lágrimas caiam para que mandem os sentimentos embora, como se estivesse limpando um machucado. Tente não conversar muito durante o ataque, porque isso faz com que seu filho saia do estado emocional e ative o modo racional, secando as lágrimas. Diga a ele palavras que inspirem segurança: "Vou ficar bem aqui... você está seguro". Com certeza, você não deve analisá-lo, avaliá-lo ou acalmá-lo. Na realidade, deve ajudá-lo a alcançar aquele lugarzinho dentro do peito que dói, para que possa lembrá-lo, com compaixão, do gatilho que acionou seu aborrecimento: "Você realmente queria.... Desculpe-me".

• **Se ele gritar para que você saia diga:** "Vou me afastar um pouquinho, bem aqui. Mas não vou deixá-lo sozinho com esses sentimentos assustadores. Estou aqui e você está seguro". Além de aumentar a sensação de segurança do seu filho, isso também aumenta o fluxo de sentimentos tristes que o estão sobrecarregando ao ficar perto de você. Então, pode ser que ele queira se afastar para interromper esse fluxo. Mas o fato de ele não querer ficar perto de você não significa que não precisa da sua presença. Quando as crianças se acalmam, sempre dizem que não queriam realmente que fôssemos embora.

• **Ignore quaisquer indelicadezas durante um chilique; não pessoalize e resista à tentação de retaliar.** Esses sentimentos não têm nada a ver com você, até mesmo quando seu filho está gritando: "Eu te odeio!". Quando ele diz: "Você NUNCA entende!", tente escutar isso como informações sobre ele – nesse instante, ele se sente como se jamais tivesse sido compreendido –, em vez de achar que é pessoal. Se ele gritar: "Eu te odeio", responda: "Estou vendo como está zangado e como odeia tudo neste momento. Eu te amo, não importa quão zangado esteja. Sempre vou te amar, não importa o que aconteça".

• **Lembre-se de que seu filho pode estar revivendo algo assustador ou doloroso.** Quando as crianças eliminam os medos que estavam reprimindo, o corpo precisa se movimentar, do mesmo modo que ocorreu quando o evento que gerou o aborrecimento aconteceu pela primeira vez. Isso é fato tanto para traumas grandes (intervenções médicas em que alguém as segurou) quanto pequenos, como quando a mãe ou o pai gritam. Peter Levine, em *Uma voz sem palavras,* descreve isso como o processo de cura natural pelo qual o "corpo libera o trauma e restaura a bondade". Então, se seu filho demonstra estar lutando pela vida, é porque está revivendo toda aquela agitação de lutar ou voar que sentiu na circunstância original e precisa movimentar as pernas como se estivesse correndo ou lutando contra os braços que o estão segurando. Você perceberá que o corpo está liberando algo se ele começar a suar, ou ficar gelado, ou precisar de repente urinar ou vomitar. Muitas crianças realmente gostam de afastar as nossas mãos. Às vezes, segurar a criança no colo por trás ajuda, pois ela se debate longe de nós. Pode ser que arqueie as costas e bata a cabeça em você. É claro que você não vai deixá-la machucá-lo e deve se afastar, se necessário, para se manter seguro. Converse com ela com tranquilidade para manter uma conexão: "Você está segura. Não tem problema colocar para fora todos esses sentimentos. Nada pode te machucar. Estou bem aqui".

- **Continue respirando e fique calmo.** Quando uma criança está trabalhando medos antigos, consegue permanecer nisso por uma hora ou mais. Isso mostra quão grande o medo era para ela. Você está lhe dando um baita presente. Lembre-se de que ESTA é a ajuda que seu filho estava pedindo quando começou a *performance.* Quando todos esses medos forem eliminados, dissiparem-se, e você e seu filho forem libertados; estarão livres para continuar juntos uma vida melhor.
- **Honre o sofrimento dele.** É comum que, quando as crianças concluem esse trabalho emocional complexo, elas olhem para você e mudem de assunto. Não tem problema, isso sinaliza que terminaram o que precisavam fazer por ora. Não se preocupe se houver mais coisas para ser colocadas para fora; elas surgirão em outro momento. Você pode dizer: "Meu bem, que trabalho difícil você estava fazendo", e seguir o ritmo da criança no novo assunto. Mas depois é normal que as crianças expressem seus medos e se joguem em seu colo para chorar, porque essa é a oportunidade que têm de extravasar a tristeza mais intensa e começar a curá-la. Deixe-as chorar pelo tempo que

quiserem. Se pararem, faça contato visual. Se forem capazes de olhar em seus olhos, é porque já colocaram tudo para fora. Contudo, se não conseguirem encará-lo, você pode ajudá-las a liberar mais emoções reprimidas, lembrando a elas do que as fez se sentir aborrecidas: "Meu amor, me desculpe por não ter cortado o sanduíche do jeito certo".

- **Mais tarde, mostre a seu filho que o ama.** As crianças costumam precisar de uma garantia de que você ainda as aceita, apesar de todos os sentimentos de aborrecimento. Assim que a tempestade passar, seu filho estará livre dos sentimentos com os quais estava lidando com tanta severidade, então estará mais flexível. Pode ser que adormeça ou tenha uma noite maravilhosa com você. Ele também se sentirá mais conectado, porque você o protegeu durante seu tornado interior.
- **Ajude seu filho a entender a experiência.** Isso não significa "ensinar uma lição", porque ele já sabe qual era o comportamento esperado, apenas não conseguiu controlar as fortes emoções. Seu objetivo é ajudá-lo a entender que estava sobrecarregado de emoções, mas não havia problema. A linguagem é o que nos faz entender as emoções. O conhecimento fornecido por meio das palavras vai finalmente tranquilizá-lo de que está seguro, mesmo tomado pelas emoções; de que consegue controlar sentimentos intensos. "Você ficou muito triste quando eu disse não...ficou muito bravo e jogou o copo... Depois chorou... Foi difícil... a mamãe escutou... Está tudo bem... Sempre estarei aqui se precisar me mostrar seus sentimentos... Eu te amo muito."
- **Espere para ensinar.** Após o ataque, enquanto seu filho estiver vulnerável, não é o momento de discutir a transgressão. Se achar que ele necessita de um ensinamento, espere até que esteja calmo para lembrá-lo do comportamento adequado, dando preferência por dar um leve toque que mostre que ele já sabe a regra: "Para que servem os copos? Ah, claro, para beber algo! Não para jogar, né? Se o dano foi mais grave – ele machucou alguém emocional ou fisicamente –, a mensagem deve ser mais séria em relação às consequências dos atos dele, mas a melhor hora ainda será depois que ele estiver calmo e tiver consciência de seu desejo de "conserto."

- **Espere outros ataques por algumas semanas**, já que agora ele confia na sua presença segura. Se não consegue se dedicar quando ele inicia uma birra, diga-lhe: "Meu bem, eu te amo, mas não posso ouvi-lo agora. Vou escutar tudo o que está sentindo depois do jantar". Apenas garanta que sua promessa será cumprida para proporcionar a ele o ataque programado. Pode ser que você tenha que passar por essa situação por um mês, para ajudar seu pupilo a se libertar das emoções reprimidas que estão guiando o comportamento dele. Mas, como está se livrando daqueles sentimentos de aborrecimento que faziam seu filho se descontrolar, você verá que ele terá muito menos chiliques com o tempo e, no meio disso, perceberá que está mais feliz e cooperativo.

Sim, você tem muito trabalho. Todavia, a partir do momento que percebe que não precisa consertar nada, tudo ficará mais fácil. Perceba que apenas ofereceu segurança e conexão. Seu filho fez a parte mais difícil – liberar as emoções para que pudesse se curar e seguir adiante. Sempre que isso acontecer, você terá que respirar fundo e provavelmente repetir um pequeno mantra para se manter calmo. É provável que isso desperte sentimentos intensos da sua infância, então pode ser que necessite encontrar um adulto com quem VOCÊ possa desabafar e chorar. Mas verá como você e seu filho se tornarão mais próximos. Vale a pena cada suor e lágrima. Pouco a pouco, seu pupilo aprenderá que, embora não possa sempre conseguir o que quer, pode sempre conseguir algo melhor – alguém que o ama e o aceita por completo, inclusive seu lado assustador. E terá internalizado a habilidade de suportar as decepções e outros desconfortos profundos, que é o início de uma felicidade interior estável – também conhecida como resiliência.

Quando seu filho faz uma cena, mas não consegue chorar: construindo a segurança

"Dra. Laura... Meu filho é muito tenso, e tudo o deixa nervoso. Sei que por trás disso estão algumas lágrimas, principalmente porque

agora ele tem uma irmãzinha. Mas ele não chora, apenas fica bravo! Como posso ajudá-lo a resolver esses sentimentos?"

– Nicole, mãe de duas crianças.

Haverá momentos em que você abraçará seu filho manhoso com compaixão afetuosa e ele começará a chorar soluçando e será cooperativo e encantador pelo restante do dia. Mas é mais provável que fique bastante assustado com aquele bloqueio de emoções que tem ocultado. O problema é que ele precisa chorar para liberar todos esses sentimentos. Caso contrário, passará o dia todo pulando de um incidente de raiva para outro. Como você pode irromper essa raiva para liberar as lágrimas e os medos por trás disso? Desenvolvendo a segurança por meio de brincadeiras quando ele fizer "malcriação". Eis como:

- **Ao ver seu filho tentando bater no cachorro, intervenha de modo divertido.** Levante-o e diga carinhosamente: "O que é isso? Batendo no cão?!... Sim, sim, podemos ficar bravos, mas não, não podemos assustar o cachorro!". Leve-o para o sofá para fazer um pouco de farra (beijando-o todo ou jogando-o), ou corra pelo quarto, entoando: "Estamos bravos, estamos bravos, mas não podemos assustar o cão!". Quando o colocar no chão, pode ser que ele simplesmente desfrute de sua atenção, o que no caso era o que ele precisava, ou seja, sentir-se reconectado a você. Você o deixou tão cheio de atenção afetuosa que acabou eliminando alguns daqueles sentimentos de ciúme polêmicos.
- **Brinque enquanto ele conseguir...** Mas há uma grande chance de que seus sentimentos estejam tão intensos que até mesmo o Sol da sua adoração não será capaz de amolecê-los, e seu pupilo vai entender a brincadeira como "permissão" ou desafio, ou o que realmente for – reconhecimento irreverente dos sentimentos dele. Nesse caso, ele vai voltar imediatamente para o cachorro. Isso é bom! Seu objetivo é ajudá-lo a se sentir seguro o bastante para lhe mostrar os sentimentos, e brincar diminui a tensão. Então, assim que ele for até o cachorro, levante-o e volte a correr e a cantar do jeito divertido e entusiasmado. Após algumas rodadas disso, seu filho provavelmente vai relaxar e se

deitar perto de você. Se esse for o caso, ótimo! Ele riu bastante e agora está se sentindo profundamente conectado.

- **Chore quando precisar...** Ou talvez você perceba que seu filho está ficando um pouco frenético, portanto os sentimentos dele estão atingindo um tom de euforia. Ou talvez você tenha se cansado. É um bom momento para respirar fundo e mudar a conduta para uma de compaixão em vez de divertimento. É como se estivesse estabelecendo qualquer outro limite empático, mas você aumentou a sensação de segurança do seu filho ao brincar primeiro. Então, estabeleceu o limite e o apoiou por meio do ataque.
- **Estabeleça um limite compassivo.** Pare e coloque-o a seu lado no sofá ou no tapete (longe do cachorro), olhe-o nos olhos e diga com compaixão e seriedade: "OK, amorzinho, acabou a brincadeira... Não vou deixá-lo machucar o cachorro". É quase certo que você conseguiu desenvolver bastante sensação de segurança para fazer com que seu pupilo comece a chorar. Aí pode ajudá-lo, conforme descrito no Guia de Ação anterior.

A boa notícia é que você não precisa fazer nada que faça seu filho "sentir" as próprias emoções. Só deve abraçá-lo com compaixão e adorá-lo. Na aceitação segura do seu amor incondicional, seu filho se abrirá para a cura.

Brincando com seu filho: jogos para inteligência emocional

Todos os mamíferos jovens brincam. Esse é o modo como aprendem as aptidões necessárias quando estiverem completamente desenvolvidos, como encontrar comida e até se relacionar com os outros. É também a forma como os pequenos humanos exploram, aprendem e processam as emoções. Podemos pensar na brincadeira como o trabalho que seu filho precisa fazer para desenvolver o cérebro e crescer saudável. As crianças utilizam bem mais o corpo que os adultos. Quando ficam irritadas, o corpo precisa descarregar toda aquela energia. Essa é uma das razões por terem muito mais energia que nós.

Diversos pais me dizem que estão muito cansados e ocupados para brincar com os filhos. As mães, principalmente, costumam estar tão focadas em fazer com que os filhos sigam as rotinas diárias que entendem as brincadeiras como uma tarefa onerosa. Mas e se eu lhe dissesse que a brincadeira física com seu filho é a melhor maneira de se relacionar com ele e ajudá-lo a processar as emoções?

Crianças brincam para trabalhar os problemas emocionais de modo a reestabelecer o equilíbrio. Diversas vezes, fingem estar indo ao médico. Trocam de papéis, aplicam injeções no urso de pelúcia. Pelo menos na imaginação, têm o poder. Esse é um antídoto fundamental para a experiência diária de ser o menor, estar fora do comando, receber ordens, ser dependente. Rir libera os mesmos hormônios do estresse reprimidos tanto quanto um bom choro no colo dos pais. E fazer bagunça estimula as endorfina e a oxitocina, os hormônios do bem-estar, por isso a brincadeira física deixa as crianças felizes e as ajuda a se relacionar.[18] É por isso que é uma das melhores maneiras de fortalecer a relação com seu filho.

A boa notícia é que essas brincadeiras não precisam durar muito tempo, às vezes apenas dois minutos. E, acredite se quiser, a maioria dos pais acha que as brincadeiras dão mais energia. É porque a tensão e a irritação que carregamos conosco nos deixam cansados. Quando brincamos, tanto nós como nossos filhos descarregamos o hormônio do estresse, e isso nos dá um pouco mais de energia. Do mesmo modo para as crianças, a brincadeira física aciona a liberação de endorfina e oxitocina, então nos sentimos mais felizes e conectados.

Então, quando seu filho lhe pedir para brincar, faça um acordo. É claro, você brinca de boneca ou de construir uma pista de corrida durante alguns minutos. Mas primeiro vão brincar da sua brincadeira. Aqui estão algumas ideias para você começar.

- **Luta, guerra de travesseiros, deixe seu filho tentar jogá-lo no chão.** Todas as crianças precisam de uma forma segura para expressar a raiva com os pais. É óbvio, deixe seu filho ganhar, até que peça para tentar mais.
- **Corre-corre.** Principalmente as crianças mais novas, precisam fugir de nós e saber que sempre vamos buscá-las. É melhor que façam

isso em casa que no parque, então invente uma brincadeira sobre isso. Corra atrás delas, pegue-as e deixe-as fugir novamente. Ou tente pegá-las, mas tropece. Esta é uma brincadeira de poder e de separação, como brincar de "Achooouu".

- **Seja um monstro estabanado.** Essa variação de brincadeira de corre-corre acrescenta os elementos medo e domínio e funciona para crianças de qualquer idade. Vanglorie-se e diga a seu filho como o pegará e mostrará quem é o chefe, estando tão assustador a ponto de fazê-lo rir, enquanto tropeça, é desajeitado e permite que ele te passe a perna ou o domine. As crianças passam a maior parte do tempo se sentindo inferiores ou impotentes, então precisam de oportunidades para se sentir mais fortes, mais rápidas e mais inteligentes que nós. ("Você não vai conseguir fugir de mim! Ei, cadê você? Está muito rápido para mim!") Para crianças tímidas, inverta os papéis: "Eu sou o monstro assustador que está vindo te pegar... Ah, eu tropecei... Cadê você agora? AHH! Você ME assustou!".
- **Jogo do tchau.** Crianças de várias culturas mundiais brincam de jogos de separação porque a ameaça de perder os pais é um grande medo para todas elas. "Vou me esconder aqui atrás do sofá. Se sentir minha falta, grite a palavra mais boba que conseguir pensar e eu voltarei." Não deixe que seu filho sinta sua falta. Antes de ficar completamente atrás do sofá, pule de novo gritando: "Rinoceronte!" ou qualquer coisa que faça seu filho rir. Beije-o e abrace-o e diga: "Senti tanto a sua falta que não consegui sair daqui... Vamos tentar de novo!". Faça com que sua ansiedade de separação seja exagerada, para que a criança ria, e, aos poucos, aumente o tempo em que fica fora de vista. Com o tempo, você pode elevar o nível da brincadeira para esconde-esconde.
- **Jogo "Eu PRECISO de você".** Para problemas de separação como quando as crianças estiverem carentes ou houver um bebê novo e elas estiverem pensando que não são mais amadas. Abrace seu filho, seja bem exagerado e bobo. "Sei que quer que eu o solte para poder

brincar, mas PRECISO de você! Só quero ficar com você. POR FAVOR, fica comigo agora?". Segure a mão de sua filha ou o vestido dela. Ela gostará de sentir que ESTÁ no comando para decidir quando ficar sozinha em vez de se sentir afastada. Se você agir de modo bem tolo, ela também vai rir e dissipar um pouco da tensão por trás das despedidas. Quando finalmente se afastar, diga: "Está bem. Sei que vai voltar. Sempre voltamos uma para a outra".

- **Jogo do conserto.** Chamo essa brincadeira dessa forma porque conserta o que estiver errado, convencendo a criança de que é muito amada. Finja ser desajeitado enquanto corre atrás de seu filho, abraçando-o e beijando-o, deixando-o fugir. Repita isso diversas vezes. "Preciso dos abraços do Chelsea...Você não vai escapar... Preciso abraçá-lo e cobri-lo de beijos.. Ah, não, você fugiu... Vou atrás de você... Só preciso beijá-lo mais e abraçá-lo mais...Você é muito rápido... Mas nunca vou desistir... Eu te amo muito... Te peguei... Agora vou beijar seus dedos do pé... Ah, não, você é muito forte para mim... Mas sempre vou querer outros abraços do Chelsea... Vou atrás de você...". Os pais podem brincar juntos e "discutir" sobre quem deve abraçar o filho querido primeiro. É garantido que esse jogo vai minar qualquer dúvida de seu filho sobre se é realmente amado (e qualquer criança que estiver "fazendo malcriação" carrega essa dúvida).
- **"Está precisando de abraços?!"** Utilize isso quando seu filho estiver irritado ou incomodando você. "Está precisando de abraços de novo? Vamos resolver isso!" Pegue-o e lhe dê um LONGO abraço – durante o tempo que quiser. Não pare até que ele comece a se contorcer, mas não o solte imediatamente. Abrace-o com mais força e diga: "Eu AMO te abraçar! Não quero soltá-lo nunca. Promete que poderei abraçá-lo de novo em breve?". Aí solte-o e se conecte, dando-lhe um sorriso grande e carinhoso e dizendo: "Obrigado! Eu estava precisando disso!".
- **Quando seu filho apresenta vários tipos de medo.** Deixe que seu filho o assuste e demonstre muito medo. Ele vai rir por tê-lo assustado

e, com isso, suas ansiedades serão liberadas. Ou permita que ele faça cavalinho em você e fique selvagem o bastante para que ele tenha um pouco de medo de cair, então vai rir e gritar enquanto se pendura. Quaisquer jogos que ajudem as crianças a brincar com seus medos lhes dará a oportunidade de rir do medo reprimido, para que possam ser mais corajosas na vida real.

- **Quando seu filho reluta em aprender a fazer cocô.** Cante músicas de cocô bizarras, coloque uma fralda na cabeça, finja que não consegue conter a vontade, mas está com muito medo de usar o banheiro, e dance pelo quarto. Quanto mais seu filho rir sobre utilizar o vaso sanitário, mais pronto estará para realmente utilizá-lo.
- **Quando seu filho passa pela fase de muitas reclamações.** Lembre-se de que reclamar é expressão de impotência. Se você se recusar a "ouvir" seus filhos até que comecem a gritar, isso será invalidado mais adiante, pois você não quer recompensar as reclamações "cedendo" aos pedidos feitos com voz de choro. *Playful Parenting*[19], de Lawrence Cohen, é a minha inspiração para muitos desses jogos e o livro que mais recomendo aos pais. Sugere que você expresse a confiança de que seu filho pode falar mais alto, oferecendo-lhe ajuda para que o faça, tornando tudo um jogo: "Ei, onde foi parar aquele seu tom de voz forte? Estava aqui havia um minuto. Eu AMO sua voz forte! Vou ajudá-lo a encontrá-la. Ajude-me a procurá-la. Está debaixo da cadeira? Não... Na caixa de brinquedos? Não... EI! Você achou!! Essa era sua voz forte!! É! Amo essa voz! Diga-me novamente de que precisa, com aquela sua voz forte".
- **Quando você e seu filho parecem estar tendo muitas brigas de poder.** Todas as crianças precisam de uma oportunidade de se sentir poderosas e experimentar um desacato; então, é melhor que seja uma brincadeira que algo que realmente tenha importância. Tente: **"Duvido que consegue me jogar"** ou **"Ah, não, não faça ISSO!"**. ("Não importa o que faça, só não desça do sofá! Ah, não, agora vou ter que te dar 20 beijos! OK, sua vez de me dar uma ordem...")

• **Para uma criança que está ficando muito agitada ou hiperativa.** "Você está cheio de energia agora. Quer rodar? Venha aqui (ou lá fora) comigo, onde é seguro girar, e eu o ajudo." Encontre um lugar seguro, onde não há outras crianças ou pais para estimulá-lo ainda mais, e deixe-o rodar, ou pular, ou dar voltas em você – o que ele achar melhor. Quando ele cansar, pegue-o e diga: "É tão legal ficar agitado. Mas às vezes você fica superagitado e precisa de uma ajudinha para se acalmar. Agora, vamos respirar três vezes para relaxar. Inspire pelo nariz e expire pela boca 1, 2, 3... Que bom! Está se sentindo mais calmo? É bom saber como se acalmar sozinho. Agora vamos nos aconchegar um pouquinho e ler um livro".

• **Quando seus filhos brigam muito.** Quando tudo estiver calmo, diga: "Será que você duas podiam brigar agora?". Quando iniciarem a briga, finja que é um comentarista de TV. "Estamos ao vivo esta noite assistindo a duas irmãs que parecem não se dar bem! Fiquem conosco enquanto observamos esse comportamento ao vivo! Vejam como a irmã mais velha é mandona, e a mais nova, provocadora! As duas garotas querem o mesmo pedaço de salame! Será que são espertas o bastante para perceber que na geladeira tem mais salame? Fiquem ligados...". Suas filhas vão rir e externalizar um pouco da tensão, bem como perceberão como parecem ridículas.

• **Para ajudar uma criança que está lidando com um problema desafiador, como o início das aulas ou brigas no parque, ou está doente.** Pegue um ursinho e finja que é o pai; pegue outro que será a criança e imite a situação. Utilizar ursos de pelúcia foge um pouco da realidade, então muitas crianças acham isso legal, mas a maioria delas gosta de, na realidade, imitar a situação sendo elas mesmas (ao contrário de utilizar bonecas ou ursos de pelúcia na representação). "Vamos fingir que somos a caixa de areia e quero seu caminhão, mas você não quer dividir", ou "Vamos fingir que você é a professora e eu sou o aluno", ou "Vamos fingir que você é o médico e estou doente". Imitar essas situações que causam tanto estresse nas crianças ajuda-as a se sentir mais no controle das próprias emoções, como também a encontrar soluções para situações em que possam ter se sentido impotentes ou humilhadas na vida real.

Recursos adicionais: roteiros para conflitos entre irmãos

Problemas entre irmãos estão fora do escopo deste livro, mas há muitas informações no *site* do Aha! São cuidados que servem de auxílio para promover a harmonia entre irmãos. Esses roteiros são um guia no processo de resolução de conflitos e de ensino da inteligência emocional entre irmãos. Se você estiver lendo este livro por algum meio eletrônico, basta clicar no roteiro para lê-lo.

Ensinando inteligência emocional entre irmãos jovens

Quando a criança em idade pré-escolar bate no irmão mais novo...
www.ahaparenting.com/parenting-tools/family-life/child-hits-baby

Ensinando irmãos mais velhos a orientar o conflito

"Ela me bateu primeiro!"
www.ahaparenting.com/parenting-tools/family-life/siblings_fight

4

COMO CRIAR UMA CRIANÇA QUE QUER SE COMPORTAR: OUSE NÃO DISCIPLINAR

"Meu filho, com 4 anos, pode ser muito controlador e obstinado, mas depois que parei de usar o método de recompensas e punição e usei essa nova linha as brigas e os conflitos diminuíram cada vez mais e não preciso mais fazer coisas como colocá-lo de castigo. Fico muito feliz por ter me livrado desses métodos."

– Jo, mãe de duas crianças.

Que tipo de ser humano você quer criar? Quando faço essa pergunta aos pais, a maioria me responde que deseja uma criança feliz, responsável, atenciosa, respeitosa, autêntica e honesta. Uma criança autodisciplinada que age corretamente, não importando se os responsáveis estão presentes ou não. Uma criança que pensa sozinha e não cede à pressão.

A maioria dos pais se preocupa em relação a que tipo de disciplina funciona melhor para criar esse tipo de criança. Afinal, cada criança é diferente. E os pais recebem muitos conselhos contraditórios sobre disciplina. Não é de estranhar que seja difícil.

Então, não emitirei apenas minhas opiniões sobre como criar uma criança autodisciplinada que queira cooperar. Assim como no restante do livro, vou compartilhar o que dizem as pesquisas mais recentes. Felizmente, há várias delas, consistentes. Um resumo? Isso é difícil para muitos pais, então continue a leitura. Se você quer um filho participativo, ético, autodisciplinado, em quem pode confiar que seguirá o caminho certo, até mesmo quando entrar na adolescência, jamais deve puni-lo.

Sem bater, colocar de castigo, gritar ou sem consequências forçadas pelos pais. Estou falando sério. Sem punição de qualquer tipo. Nem mesmo disciplina, como é vista tradicionalmente, já que quase tudo em que pensamos para disciplinar ainda é punição. E as punições desgastam a relação com seu filho, o que destrói a única motivação dele para se comportar como você deseja. Este capítulo vai mostrar por que as punições não funcionam e por que você não precisa delas para criar um filho do qual se orgulhe.

Neste capítulo, vamos usar nossas *Três grandes ideias* – **controlar-se, permanecer conectado e aconselhar em vez de controlar** – como auxílio para não ter mais dificuldade em orientar seu filho a ter o comportamento que você deseja. Qual é a relação da ***conexão*** com criar um filho que queira se comportar? Total. O único motivo pelo qual as crianças desistem do que *elas* querem para fazer o que *você* quer é a confiança que têm em você e não querer decepcioná-lo. Que relação ***nos controlarmos como pais*** tem com disciplina? Se você já se pegou gritando e depois sentindo remorso, sabe a resposta para essa pergunta. Você ficará feliz em saber que vi muitos pais utilizarem as ferramentas que vou compartilhar neste capítulo para cessar os gritos. É totalmente possível daqui a um ano, quando olhar para trás, você não se lembrar da última vez que gritou com seu filho. ***Aconselhar em vez de controlar*** exige considerar cuidadosamente a forma de orientar ou disciplinar nosso filho. Se seu objetivo mais importante é a obediência, não vai se importar em utilizar medo e força para consegui-la. Se, por outro lado, quiser criar um filho que faz a coisa certa mesmo estando sozinho, precisa pensar a longo prazo. Em vez de ameaçar e punir, pensar a longo prazo significa ensinar o comportamento certo, fortalecendo a conexão para que seu filho *queira* atender às suas expectativas e ajudá-lo com as emoções, para que consiga se comportar bem. Vamos ver como fazer isso.

PEQUENO SEGREDO SOBRE DISCIPLINA E PUNIÇÃO

"Parei os castigos e até as consequências, agora preciso muito pouco de 'disciplina'. K está muito mais receptiva às correções

do que antes (agora que não usamos punições) e é uma criança obstinada com mais necessidade e intensidade!"

– Alene, mãe de duas crianças com menos de 4 anos.

Punição é definida como ação com intenção de ferir, física ou psicologicamente, para ensinar uma lição. A punição só é eficaz até o ponto em que a criança a acha dolorosa, de modo que, embora os pais possam pensar que estão aplicando uma "punição amorosa" para ensinar os filhos, a criança nunca vai pensar nela dessa maneira.

O pequeno segredo sobre a punição é que ela não funciona para ensinar às crianças o comportamento correto. Na realidade, estudos mostram que a punição cria mais comportamentos ruins. Não só as crianças que não se comportam serão mais punidas como as crianças mais punidas se comportarão pior com o tempo.[20] Isso porque a punição ensina lições erradas.

- A punição modela a força. Peça a uma criança cujos pais batem ou gritam com ela que "brinque de 'mamãe'" e veja de que maneira ela vai disciplinar as bonecas.
- A punição convence a criança de que ela é má. Má por ter os sentimentos ruins que a levaram a se comportar mal, por fazer com que os pais fiquem bravos, por ficar zangada quando os pais a punem. Infelizmente, inúmeros estudos provam que crianças vivem acima ou abaixo de nossas expectativas, ou seja, aquelas que pensam que são más, vão se comportar "mal".
- A punição impede a criança de ser responsável, porque cria um local externo de controle, a figura de autoridade. Quando uma criança é punida, começa a se ver como incapaz de "se comportar" sozinha. Não vê mais o "comportar-se" como seu trabalho; é trabalho da figura de autoridade "obrigá-la"!
- A punição deixa a criança com raiva por estarmos magoando-a intencionalmente, então ela resiste ao perceber que o comportamento que estamos promovendo possui algum valor para ela. Torna-se desafiadora, irritada, mais agressiva e mais propensa a tentar chamar atenção. [21]
- A punição ensina as crianças a se concentrar em saber se serão pegas e punidas, não no impacto negativo de seu comportamento.

Na realidade, impede o desenvolvimento moral. Como Alfie Kohn, autor de *Unconditional parenting*, diz: "direciona a criança para as consequências de seu comportamento para... ela mesma" [22] em vez de se responsabilizar pelo impacto sobre os outros.

• A punição desgasta a conexão da criança com os pais, que é sua única motivação para decidir seguir regras.

Quanto mais dolorosa for a punição, mais a criança aprenderá lições negativas, e seu comportamento será ainda pior. Até castigos e consequências impostos pelos pais são vistos pela criança como punições emocionalmente dolorosas, então têm o mesmo efeito que outras punições, embora sejam menos piores que a punição física.[23]

Não estou defendendo pais permissivos ou que deixam as crianças fazerem o que quiserem. As crianças são pequenas e esperam a orientação dos pais. Na verdade, quando não recebem essa orientação, sentem-se inseguras e ficam à espera disso. É isso que tentamos mostrar quando dizemos que uma criança que está chamando a atenção está à procura de limites. Contudo, embora os limites sejam essenciais, jamais devemos deixar de ser gentis e compassivos com as crianças. Em vez de impor limites com punição, podemos orientar o comportamento de forma que seja mais provável que nossos filhos aceitem nossos padrões como se fossem deles. Afinal, momentos de ensinamento só serão possíveis se os alunos estiverem prontos para aprender.

"Disciplinar" significa "orientar", mas no uso comum sempre parece incluir o elemento castigo, ou fazer a criança se sentir mal, com a orientação. Para mudar nosso pensamento, precisamos mudar nossas palavras, por isso vamos seguir além da "disciplina", a qual a maioria de nós associa a ensino rígido. Em vez disso, vamos oferecer orientação afetiva a nossos filhos.

Quando nossos filhos são pequenos e intimidados com facilidade, a orientação afetiva é mais trabalhosa que a punição no sentido de os assustar para que se comportem. Mas não há dúvidas de que é mais eficaz e compensadora, porque nos tira totalmente da disciplina ao produzir crianças que QUEREM se comportar bem.

Daqui a pouco, vamos analisar exatamente que tipo de orientação funciona melhor para criar crianças autodisciplinadas, idade por idade. Mas primeiro, vamos considerar os medos que você possa ter de que a disciplina, ou punição, seja necessária para criar bons filhos.

A maioria dos pais diz que a punição ensina as crianças a se comportar adequadamente. No entanto, isso não é verdade. As crianças aprendem a se comportar seguindo nosso exemplo diário, seja dizendo: "Obrigado pelo presente, tia Susan" ou "Aquele *#@*! me cortou no trânsito". E, se não sabem qual é o comportamento adequado, elas devem ser ensinadas, não punidas.

A realidade é que punimos quando pensamos que nossos filhos sabem como deveriam ter se comportado, mas decidiram não fazê-lo. Não estamos ensinando o bom comportamento, mas esperando que a punição seja ruim o bastante para que nossos filhos sejam persuadidos a fazer as coisas do nosso jeito. Infelizmente, esse método não funciona, ou não precisaríamos continuar punindo.

A razão de a punição não funcionar com crianças é óbvia. Pesquisas provam repetidamente que "crimes passionais" não podem ser prevenidos punindo os criminosos, porque quando os seres humanos são tomados por uma emoção feroz não pensam de maneira racional. Então, uma criança com menos de 6 anos, cujo hemisfério esquerdo do cérebro ainda não tem controle sobre o direito, não tem capacidade, quando tomada por fortes emoções, de considerar a punição que pode sofrer. A punição não auxilia com a necessidade de controlar os impulsos que desencadeiam seus "crimes passionais"; ela não alcança a raiz do problema e, consequentemente, não evita recorrências. Em vez disso, a punição apresenta todos os efeitos negativos já considerados.

Da perspectiva racional, a punição não faz sentido. Então, por que fazemos isso? Punimos porque:

- Ameaçar e punir impede uma malcriação naquele momento, contanto que as ameaças sejam mantidas e aumentadas, conforme necessário.
- Somos aconselhados a punir por "especialistas" que não se informam sobre as pesquisas mais recentes.

- Ficamos assustados; nos sentimos impotentes; a punição nos faz sentir como se estivéssemos tomando uma atitude.
- Quando estamos no estado de "luta ou fuga", parece uma emergência e nossos filhos são o inimigo.
- Estamos magoados ou zangados. E descontamos neles.
- Não conhecemos outra maneira de persuadir as crianças a ter bom comportamento. A punição alivia nossa frustração e nos faz sentir como se estivéssemos lidando com a situação.
- Absorvemos a visão equivocada de que as crianças serão desobedientes e manipuladoras se não as obrigarmos a "se comportar".
- Fomos punidos e, como aprendemos os dois lados da relação, acreditamos que é isso que os pais fazem para orientar os filhos.
- Fomos punidos e, como a dor emocional de ser ferido pela pessoa mais importante para nós era insuportável, reprimimos essa dor. Todavia, emoções reprimidas não desaparecem; chegam perto da superfície, nos fazendo reviver a situação que as originou, apenas mudando o papel. É por isso que pessoas que apanharam quando crianças frequentemente batem nos filhos. E pessoas que foram punidas automaticamente punem, a menos que reflitam sobre como isso as afetou.

Então, punimos porque fomos ensinados de que é assim que cessamos o mau comportamento e vemos que funciona de imediato a curto prazo. Mas também punimos para extravasar nossas sensações inquietantes. Na realidade, eu diria que, na maior parte do tempo, punimos nossos filhos não para conter o mau comportamento, uma vez que não isso não resolve, a menos que aumentemos as ameaças, mas para controlar nossas próprias emoções. Punimos nossos filhos em vez de nos responsabilizarmos por nossa própria raiva e retornarmos ao estado de calma. Punir nossos filhos descarrega nossa frustração e preocupação e nos faz sentir melhor.

Você deve estar pensando: "Mas às vezes a criança precisa de correção! Nem tudo são descarga dos pais". Sim, isso é verdade. Mas a orientação que funciona com a criança é sempre mais eficaz quando vem do amor, não da raiva. Quando estamos no modo "lutar ou fugir", a criança parece o inimigo e queremos vencer, não ensinar. Nos momentos de calma, todos os pais sabem disso.

Entendo se estiver um pouco nervoso agora. Se pensarmos que a punição é nossa única ferramenta para criar filhos bem-comportados, a ideia de perder é assustadora. O que podemos fazer para que nossos filhos nos obedeçam sem a ameaça da punição?

Você pode se surpreender ao ouvir que há vários pais como eu que orientaram os filhos sem castigos ou qualquer outra punição, e essas crianças cresceram e se tornaram adolescentes e adultos maravilhosos. Essas crianças não são perfeitas; cometem erros como qualquer outro ser humano imaturo que ainda está aprendendo. Mas nunca precisaram ser ameaçadas para obedecer. Por quê? Porque QUEREM ter boas escolhas, as escolhas para as quais foram orientadas durante todos esses anos. Todas as crianças saberão qual é a escolha certa se os pais derem o exemplo e falarem sobre elas. Essas crianças querem fazer a coisa certa porque permaneceram profundamente conectadas aos pais, a quem não desejam decepcionar. Como aprenderam a controlar as emoções, podem resistir aos impulsos capazes de tirá-las desse caminho.

O objetivo de disciplinar o filho é ajudá-lo a desenvolver autodisciplina, o que significa assumir responsabilidade por suas ações, inclusive reparar erros e evitar repeti-los, não importando se a figura de autoridade não esteja presente. Não é essa lição que esperamos ensinar quando punimos? Orientação afetiva conquista esse objetivo melhor que punição ou disciplina. Veja o porquê.

- **A orientação afetiva aumenta a influência sobre nosso filho. Seres humanos resistem ao controle**. Isso é bom, já que nos permite assumir responsabilidades por nosso próprio comportamento. Mas significa também que, quando orientamos as crianças à base da força, elas resistem. Quanto mais afeto colocarmos em nossa orientação, mais nossas crianças estarão abertas a perceber a sabedoria das regras e dos hábitos que promovemos e será mais provável que "os usem".
- **A orientação afetiva ajuda as crianças a se sentir seguras**, de modo que possam se concentrar nas tarefas de desenvolvimento,

como a aprendizagem. Pais autoritários mantêm os filhos em estado de estresse, preocupados com a próxima punição (o que pode explicar por que crianças que apanham podem ter QIs mais baixos[24]). Pais permissivos, por outro lado, podem fazer os filhos se sentir como se não houvesse ninguém no comando, o que também é assustador. Quando estabelecemos limites de maneira enfática e amorosa, ajudamos nossos filhos a se sentir seguros.

- **A orientação afetiva oferece o suporte de que as crianças precisam para entender e controlar as próprias emoções,** de modo que se comportem da melhor maneira, sem ser tiradas do caminho em decorrência da pressão dos sentimentos. Aprendem que as ações devem ser limitadas, mas se sentem bem, completas com todas aquelas emoções complexas. Essa sensação de "bem-estar" é o que nos ajuda a progredir em direção às boas intenções.
- **A orientação afetiva fortalece nossa influência em relação a nossos filhos.** A orientação afetiva desvia nosso foco do comportamento de nossos filhos e o direciona à relação que estamos construindo com eles. As crianças aprendem que não podem ter tudo o que querem, mas obtêm algo melhor: alguém que as aceita, com emoções confusas e tudo mais, que vai ajudá-las a controlar as próprias ações.
- **A orientação afetiva fortalece a empatia por nosso filho.** Sabemos que nossos filhos precisam de mais amor quando menos merecem. Podemos estar irritados com o comportamento deles, mas a empatia nos ajuda a ver além da irritação para compreender por que nosso filho está agindo de determinada forma. Acabamos sentindo compaixão por essa *pessoinha* que está se esforçando. A punição, por outro lado, endurece nosso coração, e com isso abandonamos nossas crianças quando mais precisam de nós.
- **A orientação afetiva fornece as bases para a construção da autoestima.** Como a orientação afetiva nos isenta da disciplina, sentimo-nos mais satisfeitos como pais e podemos curtir muito mais nossas crianças. Quando as crianças percebem que inspiram nossa felicidade, sentem-se bem consigo mesmas como seres humanos.

- **A orientação afetiva cria um lar mais tranquilo,** o que fornece às crianças (e aos adultos!) aquele refúgio seguro de que precisam contra as pressões do mundo exterior.

Você está pensando em como pode fazer para que seu filho coopere sem ameaças de punição? Vamos ver como você pode ir além da disciplina em cada estágio de desenvolvimento.

ORIENTAÇÃO À MEDIDA QUE SEU FILHO CRESCE

Bebês (0 a 13 meses): redirecionamento empático

A péssima notícia é que bebês costumam querer tudo o que veem. A boa é que, em geral, são facilmente distraídos durante o primeiro ano. A "disciplina" apropriada para bebês consiste em oferecer-lhes orientação e definir limites, sempre com base na segurança da criança – "Quente! O fogo está quente!" –, bem como para a proteção de nosso gato e dos objetos frágeis e brilhantes.

Seu bebê deve começar a aprender o significado da palavra "Não!?". Claro, para emergências. Mas o trabalho do bebê é explorar; é assim que ele aprende e desenvolve um cérebro inteligente. Precisa tirar as panelas do armário e colocar tudo na boca. Bebês que ouvem "Não!" o tempo todo, aprendem a pensar além dos limites. Isso significa que você deve deixá-lo colocar os dedos na tomada? É claro que não. Precisará estabelecer limites para garantir sua saúde e segurança. Isso significa que deixar a casa segura para os bebês é melhor que tentar ensinar limites nessa idade. Se for importante – o fogo, por exemplo –, você não pode arriscar que uma criança ultrapasse seu limite, porque ela ainda não tem capacidade intelectual de entender o perigo. Se não for importante, por que brigar? De qualquer maneira, a resposta é deixar a casa segura para os bebês e supervisionar seu filho em vez de punir transgressões.

Há cada vez mais evidências de que o humor na infância estabelece as bases para as tendências de humor mais adiante, na vida. Um bebê que passa muito tempo infeliz vai desenvolver um cérebro neurologicamente preparado para a infelicidade. Quando um bebê estiver chateado e não conseguir ajuda para se controlar, o cérebro se programará para que o "nível basal" de ansiedade seja mais alto e para que passe de calmo a chateado mais rapidamente. De acordo com isso, queremos minimizar a frustração de nosso bebê quando estabelecemos limites. Ter um adulto para ouvi-lo, acalmá-lo e ajudá-lo a "mudar de humor" é essencial: "Eu sei, você quer aquela luz, mas a lâmpada está quente. Sim, você está bravo... eu entendo... quando se sentir melhor, podemos ir atrás do cachorro para que passe a mão nele".

Crianças pequenas (13 a 36 meses): evitar brigas por poder

Até os 13 meses, muitos pais são atraídos para conflitos, enquanto a criança pequena defende vocalmente seus desejos. Esta é a idade que surpreende os pais. Mas é totalmente apropriado que seu filho tenha as próprias opiniões e desenvolva senso de seu poder no mundo. Essa é a tarefa de desenvolvimento dele.

Crianças pequenas são famosas por dizer "Não!", mas no fundo somos nós que ensinamos isso a elas. O neurobiologista Allan Schore diz que uma criança pequena normal escuta a palavra "Não" ou seu equivalente a cada nove minutos.[25] Crianças pequenas querem confirmar seu desejo, o que é parte saudável do desenvolvimento delas, mas ficam frustradas a todo momento: "Não, você não pode usar a caneta perto do sofá; dê-me ela. Sem correr, entre no carro já. Você não vai comer doces. Não, isso pode quebrar. Sem bater!". Pedidos e limites razoáveis. Mas a criança pequena não vê motivo para eles, então a maioria se rebela e testa os pais a toda hora. Esse comportamento agressivo é o primeiro passo para que ela se responsabilize por si mesma. Se não puder dizer "Não" a você, não saberá dizê-lo aos colegas quando for adolescente. Deixe-a dizer "Não" sempre que puder, sem comprometer a segurança, a saúde ou os direitos de outras pessoas.

Você sempre pode usar o tamanho como vantagem, e algumas vezes precisa fazer isso, mas sempre que sobrecarregar a criança pela força e a fizer "perder", estará aumentando a tendência dela de ficar contra você. Deixe de lado explicações longas. Em vez disso, observe a si mesmo como o guia que orienta um ser brilhante e alegre que ainda está aprendendo as regras e não sabe raciocinar como você. Se você se lembrar de que o cérebro da criança ainda não está completamente desenvolvido, e isso faz com que ela não tenha muito controle sobre as emoções, será muito mais fácil ver as coisas do ponto de vista dela. A empatia faz mágica ao neutralizar a emoção, mesmo nessa idade: "Você está chorando, queria muito ter aquilo, mas aquilo não é para bebês". Ela ainda vai chorar mais por alguns instantes (assim como fazemos quando não somos compreendidos ou entendidos e as comportas se abrem), mas depois vai esquecer e seguir em frente.

Que tipo de "disciplina" é apropriada para sua criança pequena? Limites empáticos! Vamos examinar isso na prática.

Olívia, de 2 anos, está jogando água fora da banheira. O pai explica com calma que a água deve ficar dentro da banheira e pede a ela que pare. Mas Olívia continua. O que o pai deve fazer?

Precisamos verificar primeiro nossas expectativas em relação à idade e à capacidade de nossos filhos. Não são muitas as crianças com 2 anos que resistem à vontade de espirrar água. Quando as crianças têm boa relação com os pais e ainda assim não cooperam com seus pedidos, é porque suas necessidades e seus sentimentos são mais fortes que o córtex frontal (que, afinal, está só começando a tomar forma em crianças dessa idade).

A tarefa de uma criança de 2 anos é explorar o mundo, o que inclui jogar água para todos os lados, em todas as oportunidades. Nossa tarefa é mantê-la em segurança, limpar o banheiro molhado e sim, deixá-la explorar tudo quando puder fazê-lo em segurança e sem dificultar nossa vida. (O ressentimento nos torna maus pais, como já descobrimos algumas vezes.)

Se partirmos da premissa de que nossa filha de 2 anos não está sendo má, mas é apenas uma criança que está explorando o mundo ainda incompreensível a ela, e não entende o porquê de o pai se importar com a água molhando o banheiro, então veremos as coisas da perspectiva dela. Essa empatia muda tudo. Podemos até estar dispostos a deixá-la molhar tudo, pelo menos hoje. Mas também podemos estar cansados e com muita roupa para lavar, por isso não suportamos a ideia de mais água sendo jogada; então, decidimos estabelecer um limite sobre espirrar água.

Neste caso, o pai já pediu uma vez a Olívia que parasse de espirrar água, mas ela não parou. Agora, vamos tentar redirecionar essa energia. Fique de frente para ela de maneira amigável, com a mão sobre a mão com a qual ela está espirrando água, e diga: "Olívia, a água deve ficar dentro da banheira... você pode mexer nela suavemente, assim como o papai vai fazer". Mexa na água com ela. Talvez ela comece a fazer o mesmo em vez de espirrá-la. Talvez não. Então, é hora de mais um aviso claro, e depois será a hora de tirá-la da banheira. Vários avisos antes de fazermos algo ensina à criança que ela não precisa prestar atenção até o terceiro ou quarto avisos. No lugar disso, diga delicadamente: "Você pode parar de espirrar a água ou precisa sair da banheira?".

Então, estabeleça seu limite de modo compassivo. Cuidadosamente, tire-a da banheira e seja empático à irritação dela: "Você está brava! Não quer sair. Adora a banheira. Adora espirrar água. Mas espirrou muita água em mim. Amanhã tentaremos de novo. Agora que está ficando quente você pode espirrar água quanto quiser lá fora, na piscina". (Isso atende a vontade natural dela de espirrar água.)

"Mas essa quantidade de água é a suportável por hoje. Eu sei, isso a deixa triste e brava; está chorando agora. Venha cá, querida. Vou enrolá-la nesta toalha aquecida e abraçá-la um pouco. Quando estiver pronta, vamos nos vestir e ler seu livro."

Como estamos calmos e gentis quando estabelecemos nossos limites, nossa filha não se distrai tendo que brigar ou provar que está certa. Pode ficar brava por ter sido tirada da banheira, mas está MUITO menos zangada do que estaria se estivéssemos bravos. Na realidade, ela se sente amada, compreendida e convencida de que estamos do seu lado, mesmo que não consiga o que quer. Nossa relação se estreitou, em vez de enfraquecer.

Como não dissemos que está errada, ela não internaliza a sensação de que é má por espirrar água ou por ficar brava por ter sido tirada da banheira. Isso é importante, pois, quando os seres humanos se sentem pessoas ruins, é mais provável que ajam como se o fossem.

Como não levamos para o lado pessoal e enfatizamos a irritação dela, mesmo enquanto cuidamos de nossa necessidade de evitar um banheiro inundado, nossa filha entende a mensagem de que não há nada ruim ou assustador a respeito de seus sentimentos. É só tristeza, e, quando ela passa, podemos nos sentir melhor e ler uma história. Então, estamos apoiando o desenvolvimento da inteligência emocional.

Como tranquilizamos sua angústia, as vias neurais do cérebro que liberam substâncias bioquímicas tranquilizadoras são fortalecidas, e a habilidade de se acalmar é fortalecida.

Como estabelecemos limite, a criança aprende que há consequências para suas ações. Quando espirra muita água e ignora nossos pedidos de parar, tem que sair da banheira. Mas essa consequência não é uma punição. Então, a criança fica livre para aprender e não se distrair por uma punição. Na realidade, empodera-se pelo fato de poder escolher. É claro que seu desenvolvimento cerebral ainda não está no mesmo nível do desejo de controlar o impulso de espirrar água. Mas agora ela QUER controlar esse desejo em vez de se distrair ao brigar conosco ou "provar" que pode vencer a batalha ou testar nossos limites. Está indo na direção certa.

Crianças pré-escolares (3 a 5 anos): aprendendo o autocontrole

Quando a criança chega aos 3 anos, parece saber as regras ("Não bata no bebê!"). Então, se seu filho em idade pré-escolar sabe o certo, mas não escolhe segui-lo, o que o está impedindo? Ele não consegue se controlar para escolher o que é certo. Porque:

- **É curioso.** Seu filho questiona: "Como você faz o batom girar para cima e como ficaria na parede?". "Dá para dar descarga em um pano de limpeza no vaso sanitário?" Ele não está tentando ser mau, só está aprendendo como o mundo funciona. Não percebe que observar os formulários do imposto de renda flutuando na banheira se qualifica como um ato grave.
- **Está ocupado e não entende por que nossos planos são importantes.** Nenhuma criança de 4 anos concordaria que escovar os dentes

IMEDIATAMENTE é mais importante que encontrar o boneco perdido. É inevitável sermos repetitivos, e com isso ajudamos nossos filhos a criar hábitos positivos ao trabalharmos sempre com eles a ideia de que precisam escovar os dentes, pendurar o casaco e guardar os brinquedos. Isso faz parte da responsabilidade dos pais como educadores, mais bem aceita quando as crianças fazem brincando o que pedimos a elas que se fizessem de forma autoritária. Tente expressar seus pedidos com um convite para brincar: "Suba nas minhas costas para dar uma volta até o banheiro!". Nenhuma criança em idade pré-escolar resiste a uma boa brincadeira, mesmo se no final chegar na banheira ou em qualquer lugar que queira evitar.

- **Sente-se desconectado de nós, temporária ou frequentemente.** Todas as crianças se sentem desconectadas dos pais quando estão brigando, por medo, frustração e todas as outras emoções desconfortáveis que se acumulam ao longo do dia. Crianças em idade pré-escolar "guardam" medo e mágoa, esperando por uma oportunidade segura de senti-los e expressá-los. Se passam o dia longe de nós, pode ter certeza de que chegarão em casa com a "mochila cheia" de sentimentos negativos e não se sentirão confortáveis em nos contar o que está acontecendo enquanto tentam ser "crianças grandes" na escola. Até que seu filho tenha a chance de ser ouvido, esses sentimentos vão querer sair, desconectando-o, impulsionando seu mau comportamento e impedindo-o de ser alegre. Por isso, o melhor a fazer é priorizá-lo e se reconectar com ele quando se reencontrarem no fim da aula. Fazer uma algazarra ajuda as crianças a descarregar os sentimentos guardados, a se reconectar e se controlarem. Os pais funcionam quase como um sistema de controle externo, dando à criança um porto seguro para processar sentimentos complexos que a fariam escolher o mau comportamento.
- **O cérebro dele ainda está em desenvolvimento.** Seu filho ainda está aprendendo a se acalmar quando fica chateado, e, quando seu temperamento aflora, não consegue controlá-lo rapidamente. Pode conseguir pronunciar algumas palavras, mas não se engane: sua

amígdala ansiosa ainda pode superar as funções cerebrais superiores ("Ela ama mais o bebê? Toma isso, bebê!"). É essencial se lembrar de que ele não é mau, só é pequeno. Suas funções cerebrais racionais ainda não estão totalmente programadas.

No entanto, crianças em idade pré-escolar têm muito mais controle que crianças pequenas, então esses são anos cruciais para ensinar lições fundamentais de comportamento. Como podemos fazer isso? Controlando nossas emoções para ficarmos calmos, mantendo uma conexão forte com nosso filho em fase pré-escolar, para que sejamos mais empáticos e eles estejam mais abertos à nossa influência, a fim de ajudá-lo a desenvolver habilidades de autocontrole.

Crianças no ensino fundamental (6 a 9 anos): desenvolvendo hábitos positivos

Até os 6 anos, o cérebro já se reprogramou bastante e se adaptou às tarefas de aprendizagem. Até essa idade, a maioria das crianças cujos pais as ouviram com respeito e foram empáticos, pode muito bem controlar as emoções para evitar escândalos.

Entretanto, isso não significa que crianças de 6 a 9 anos sempre se comportem. Precisam de LEMBRETES para fazer coisas simples. Não sabem perder. Brigam com os irmãos. Preocupam-se com as interações com os colegas e descontam nos pais. Alguns desses problemas têm origem em seu mundo social cada vez mais complexo. Outros, como as famosas brigas de irmãos, são originários de grandes sentimentos que ainda estão aprendendo a controlar. Mas a maioria dos conflitos que temos com crianças no ensino fundamental vêm das nossas diferentes necessidades. Estamos focados em vê-los fazendo a lição de casa, escovando os dentes, realizando tarefas, seguindo as centenas de ordens que damos todos os dias. O foco deles está em dominar a bola de futebol, ou fazer amigos, ou verificar se os irmãos estão recebendo tratamento preferencial. Não é de estranhar que, às vezes, se sintam frustrados.

Muitos de nossos conflitos com crianças em fase escolar podem ser solucionados com mais estrutura e interação mais prática. Apontar para o quadro na parede lembra seu filho de 6 anos de que ele precisa escovar os dentes e colocar o lanche na mochila antes de ir para a escola. Uma rotina diária consistente de lanche e lição de casa assim que chega da escola ajuda seu filho de 7 anos a aprender a se sentar e a realizar essa tarefa desagradável. Trabalhar com sua filha de 8 anos todos os sábados de manhã para arrumar o quarto enquanto vocês conversam ajuda-a a consolidar o hábito.

Se seu filho recebeu apoio para perceber rupturas nas relações e consertá-las em vez de ser forçado a se desculpar, provavelmente fará isso automaticamente. Do contrário, é hora de começar a usar os 3 Rs da reparação: reflexão, reparo e responsabilidade (veja o guia de ação deste capítulo). Em vez das consequências definidas pelos pais, fortaleça as iniciativas escolhidas pela criança, nas quais seu filho assume a responsabilidade por algo que quebrou, por exemplo. Quando ele quebra um objeto, ele ajuda a substituí-lo. Quando fere uma relação, é trabalho dele repará-la. Mas lembre-se: se você pensar na reparação e forçá-la, ele a rejeitará. Em vez disso, dê-lhe a oportunidade de aprender que todos nós erramos e sempre podemos fazer algo para melhorar as coisas.

ESTABELECENDO LIMITES COM EMPATIA: PRINCÍPIOS BÁSICOS

O doce lugar entre o rígido e o permissivo

O comportamento humano não se encaixa perfeitamente em caixas, e estilos parentais não são exceção. Mas há quase cinquenta anos uma equipe de pesquisadores liderada por Diana Baumrind observou famílias e desenvolveu quatro descrições de abordagem parentais da qual a maioria dos pais faz uso. Versões atualizadas dessas quatro descrições ainda são usadas por boa parte dos especialistas em desenvolvimento infantil como forma útil de entender o comportamento dos pais até hoje. Você consegue se ver em um desses estilos?

1. Autoritário – há pais que mantêm altas expectativas em relação aos filhos, o que é bom, segundo a pesquisa. É assim que os filhos conseguem boas notas, aprendem a se controlar com responsabilidade e ficam longe de problemas. O problema é que esses pais não lhes oferecem muito suporte. Dizem a eles que levantem as meias, endireitem as costas, comportem-se direito e os obedeçam. Em geral, esses pais foram criados assim e acham que foram bem-sucedidos, mas pesquisas mostram que os filhos acabam se rebelando durante a adolescência. Também são mais vulneráveis às pressões dos grupos de colegas, porque não estão habituados a pensar sozinhos e assumir a responsabilidade pelo próprio comportamento. Como não recebem apoio suficiente, acabam procurando amor nos lugares errados.

2. Permissivo – a maioria dos pais permissivos está tentando não repetir o estilo parental de amor rígido dos próprios pais, então vai completamente em outra direção. Esses pais oferecem bastante suporte aos filhos, o que é essencial. Mas há dois problemas com esse estilo parental. Primeiro, pais permissivos frequentemente passam aos filhos a mensagem de que decepção, frustração e outras emoções incômodas devem ser evitadas a todo custo. É mais difícil para filhos de pais permissivos aprender que podem enfrentar a infelicidade e retomar a vida, o que é crucial para desenvolver a resiliência. Segundo, esse estilo evita estabelecer limites e altas expectativas. Alguns pais acreditam que isso é bom, não querem atrapalhar o desenvolvimento natural da criança. Outros simplesmente não suportam o sofrimento do filho porque não conseguem controlar a própria ansiedade. Mas crianças que nunca precisaram se "controlar" para aceitar limites e atender a expectativas têm mais dificuldade em desenvolver autodisciplina. Não me entenda mal, não existem respeito e empatia demais. Contudo, se permitir que seu filho faça o que quiser com você ou com outras pessoas, estará ensinando a ele sobre relações? Essa abordagem parental costuma criar crianças egocêntricas, ansiosas e pouco resilientes.

3. Negligente – sempre existem pais que não conseguem dar aos filhos o amor e a atenção de que eles necessitam, seja por alcoolismo, narcisismo ou simplesmente por precisar trabalhar em dois empregos para manter a família. Todavia, esse estilo parental parece existir ainda mais nos dias atuais, pelo menos em algumas comunidades, nas quais colocamos as crianças em creches cada vez mais cedo, e, quando crescem, as deixamos sozinhas com os colegas, então temos pouca ou nenhuma influência sobre elas quando chegam à adolescência. Não é incomum ver esses pais gastando muito dinheiro com os filhos em vez de lhes dar atenção. Esta é sempre a mensagem passada para o filho: a de que não merece ser amado. Se os pais não estão envolvidos, a falta de conexão quase sempre resulta em filhos ansiosos, que abusam de substâncias ou desenvolvem problemas.

4. Autoritarista – a pesquisa de Baumrind demonstra que o controle parental autoritarista é o mais efetivo para criar crianças bem-sucedidas. Pais **autoritaristas**, assim como os permissivos, oferecem muito amor e suporte aos filhos, ao contrário dos autoritários. Mas pais autoritaristas também têm altas expectativas em relação aos filhos, assim como os autoritários. É claro que esses pais têm expectativas adequadas à idade do filho, pois sabem que uma criança de 3 anos não consegue limpar o quarto sozinha. Contudo, esses pais podem trabalhar com a criança e ajudá-la a limpar o quarto várias vezes, para que, aos 6 anos, ela consiga executar a tarefa sozinha. Esses pais são envolvidos e até exigentes. Esperam jantares em família, muito debate no ensino médio, boas notas e comportamento responsável. Em contrapartida, também oferecem aos filhos apoio total para aprender a alcançar essas expectativas. É importante ressaltar que pais autoritaristas não são controladores como os autoritários. Ouvem o lado do filho, comprometem-se e cedem controle quando possível. Os filhos são próximos a eles e costumam descrevê-los como alguém em quem confiariam para falar de um problema. Esses filhos normalmente apresentam alto desempenho escolar e são aqueles que os professores descrevem como responsáveis e queridos, bons e atenciosos, os quais são um prazer ter por perto.

Como o termo "autoritarista" é muito próximo de **"autoritário"** e confunde os pais, prefiro chamar esse estilo de **"empatia com limites"**.

É fundamental observar que NÃO se trata de encontrar um meio-termo entre o rígido e o permissivo. Na verdade, a genialidade da visão de Baumrind foi que integrou dois *contínuos*: exigência e responsividade. Continue comigo, porque você vai descobrir a resposta para muitos de seus dilemas parentais. Veja como esses dois *contínuos* criam nossos quatro estilos parentais.

Quatro estilos parentais da visão de Baumrind

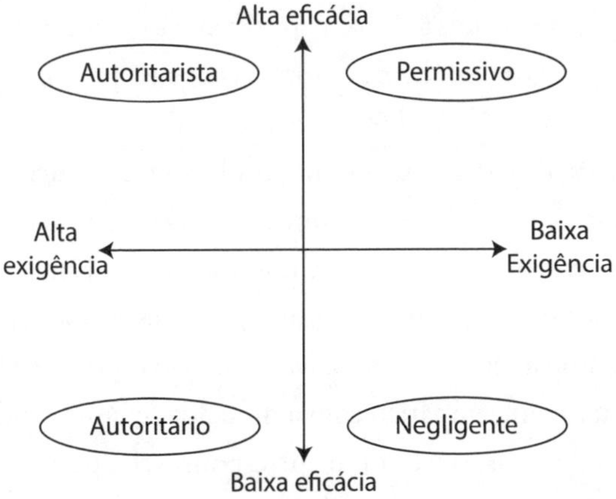
Alta eficácia
Autoritarista
Permissivo
Alta exigência
Baixa Exigência
Autoritário
Negligente
Baixa eficácia

Como você pode ver, pais permissivos são pouco exigentes, embora altamente responsáveis. Pais autoritários são o oposto: muito exigentes e pouco responsáveis. Pais negligentes têm pouco dos dois. E pais com empatia com limites (autoritaristas) – não é surpresa nenhuma! – são muito responsáveis e igualmente exigentes.

Você consegue observar o papel que isso tem em sua rotina? Por exemplo, o que faz quando seu filho de 8 anos traz um boletim com notas baixas?

Autoritário – grita com a criança e sem qualquer conversa a coloca de castigo até o próximo boletim, que deverá ter notas melhores. Fim da discussão. Talvez um professor particular seja contratado e substituído por uma atividade que a criança adorava, como jogar futebol, o que para ela representa um castigo. A criança se sente desmotivada, brava e precisa descobrir um jeito de melhorar sozinha.

Permissivo – ouve empaticamente. Aceita a desculpa do filho de que é tudo culpa do professor e pede a ele que tente se sair melhor da próxima vez. Pode dizer ao filho que acredita nele, ou até sugerir que estude mais, mas não oferece ajuda real para descobrir como mudar as coisas propondo uma nova estrutura, de modo que ele consiga realmente apreender as informações e habilidades necessárias. Se o filho tenta expressar algo que o deixa vulnerável, como o medo por NÃO entender Matemática ou de NÃO conseguir se organizar, o pai permissivo não suporta a ansiedade e garante que consegue. O filho fica sozinho com suas preocupações.

Não envolvido ou Negligente – Que boletim?

Limites com empatia – pergunta ao filho se está surpreso com o boletim escolar, o que acha que resultou naquela situação e como pode fazer para aprender a matéria e melhorar as notas. Entra em acordo com o filho sobre um plano com muitos limites e altas expectativas, porque há tempo a ser recuperado. Mas isso não é só um treinamento. Esse pai é totalmente empático com a dificuldade dessa mudança para o filho. Além do mais, se vê como corresponsável e parte essencial do trabalho de reparação. Compartilha com o filho seu otimismo, para que este controle a ansiedade enquanto soluciona o problema.

Entendeu como funciona? O pai da empatia com limites tem expectativas tão altas quanto as do pai autoritário, e é líder do filho do mesmo modo. No entanto, há mais parceria, entendimento e respeito, então o filho não fica na defensiva e é mais propenso a assumir responsabilidades. A diferença entre o permissivo e a empatia com limites são as altas expectativas e melhor controle de nossa própria ansiedade, de modo que nosso filho receba apoio para superar as dificuldades. E a diferença no envolvimento parental deve ser óbvia: os pais da empatia com limites são mais envolvidos que quaisquer outros dos demais estilos parentais. Por isso é que, provavelmente, são pais mais felizes.

Você deve bater em seu filho?

"Eu amava muito minha mãe, mas tinha medo dela. Até o dia de sua morte, dois anos atrás (estou com 40 anos), ainda tinha medo de dizer a coisa errada ou "ter problemas", por mais que a amasse. E jurei que meus filhos, embora fossem me respeitar, NÃO teriam medo de mim. Acho que estou me saindo bem, boa parte graças ao que aprendi com você por nos incentivar a amar nossos filhos com-

pletamente, em vez de sermos pais que se baseiam no medo e na preocupação."

– Alene, mãe de duas crianças.

Já ouvi muitas histórias de adultos que nunca perdoaram os pais que batiam neles para "seu próprio bem". E, ainda assim, nos Estados Unidos, a maioria dos pais faz uso da punição física. Em 2007, 85% dos adolescentes disseram ter apanhado dos pais em algum momento da vida.[26]

Se seus pais lhe bateram como método de disciplina, você pode ter perdoado o comportamento deles ao justificá-lo. Pode até pensar que não há outra forma de controlar filhos "difíceis". Ouço com frequência "Apanhei quando criança e sobrevivi" ou "Apanhava quando criança, e merecia". É muito difícil para nós acreditar que aqueles que nos amam podem nos machucar intencionalmente, então sentimos necessidade de perdoá-los por seu comportamento. Mas reprimir essa dor torna maior a probabilidade de batermos em nossos filhos. Se estiver disposto fazer uma autorreflexão e sentir a dor que sentiu quando fora punido fisicamente, jamais considerará fazer isso com seu filho. E a dor não cessa na infância, mesmo se a reprimirmos e negarmos. O consenso científico de centenas de estudos mostra que a punição física durante a infância está associada a comportamentos negativos em adultos, mesmo quando o adulto diz que bater não o afeta muito. Sintomas depressivos em adultos estão associados a agressões físicas na infância. Embora a maioria dos adultos que apanhou quando criança tenha "sobrevivido", é claro que não ter apanhado os teria ajudado a ser mais saudáveis. Acredito que um fator contribuinte em nossa cultura para a epidemia de ansiedade e depressão entre adultos é o fato de muitos de nós ter crescido com pais que nos feriram.

BATER: A PESQUISA

A pesquisadora Dra. Elizabeth Gershoff analisou 60 anos de pesquisa sobre punição física em um estudo meta-analítico de 2002 ainda considerado o mais moderno no campo. Essa metanálise descobriu que o único resultado positivo da punição física é a conformidade imediata. Em outras palavras, crianças que apanharam cessaram o comportamento ofensivo imediatamente.

Infelizmente, no entanto, a punição física também foi associada à menor conformidade a longo prazo, o que significa que apanhar por muito tempo tornou a criança mais propensa a continuar apresentando comportamento ofensivo. Pior ainda, a punição física foi ligada a nove outros resultados negativos, incluindo taxas mais altas de agressão, delinquência, problemas de saúde mental, problemas com os pais e probabilidade de ser abusado fisicamente por pais que não têm controle da punição.

Estudos mais recentes apontaram que apanhar diminui a inteligência e aumenta ataques, rebeldia, *bullying*, violência entre irmãos e, principalmente, abuso do cônjuge. NÃO existem estudos que mostram que crianças que apanharam se comportaram melhor ou cresceram emocionalmente saudáveis. Todos os estudos apontam o oposto. Isso pode surpreendê-lo se ouviu falar de estudos que apresentam resultados positivos para crianças fisicamente agredidas. A imprensa apoia certa controvérsia, porque uma boa briga vira notícia, mas TODOS os estudos sobre essa questão, considerados cientificamente críveis (ou seja, revisados por colegas da área que atendem a padrões científicos para publicação) apontam que apanhar causa danos à psique da criança e piora o comportamento.

Berrar é o novo apanhar?

Como você está lendo este livro, já deve ter tentado parar de bater em seu filho em prol de uma disciplina mais positiva. Mas gritar? Boa parte dos pais grita. É apenas algo que supomos que acontece quando se vive com crianças, como a gripe. Em seguida, nos arrependemos, esperando não ter causado nenhum dano. Ou, se gritamos muito, podemos racionalizar: de que outra forma podemos chamar a atenção dessa criança? E não é como se a feríssemos... ela mal escuta; revira os olhos.

Em geral isso é verdade, porque, quando nos tranquilizamos, nossos filhos sabem que os amamos, mesmo quando gritamos. Mas não é verdade que gritar não fere nossos filhos.

Imagine que seu parceiro perde a calma e berra com você. Agora, imagine-o três vezes maior que você, elevando-se sobre você. Imagine que depende completamente dessa pessoa para ter comida, abrigo, segurança e proteção. Imagine que essa pessoa seja sua principal fonte de amor, autoconfiança e informação sobre o mundo, e você não pode contar com mais ninguém. Agora pegue esse sentimento e o multiplique por mil. É algo assim que acontece na cabeça de seu filho quando você perde a calma.

Se seu filho não parece sentir medo de sua raiva, é indício de que já a viu muitas vezes e desenvolveu mecanismos de defesa contra ela – e contra você. Quanto mais vezes ficar bravo, mais defensivo seu filho se tornará, e, portanto, será menos provável que mostre que isso o incomoda. A raiva afasta de nós crianças de todas as idades. Praticamente garante que tomarão uma "atitude" até os 10 anos, e as brigas com berros serão padrão ao longo da adolescência. O resultado infeliz da gritaria é uma criança que não vai querer agradá-lo, mais aberta às influências dos grupos de colegas e da cultura em geral.

Por sorte, gritar não precisa ser parte da parentalidade. Quando você muda a abordagem, percebe que a criança muda também, aí não quer gritar tanto. E, à medida que utilizar as *Três grandes ideias* – **controlar-se, permanecer conectado e aconselhar em vez de controlar** –, você se perceberá mais consciente e poderá intervir de maneira construtiva, antes de perder o controle. Para um plano sobre cessar os gritos, veja a Parte 1 deste livro.

Transforme os castigos em cuidados

"Para mim, não se trata de 'evitar' ou 'prevenir' essas explosões emocionais; em vez disso, trata-se de como ajudamos nossos filhos a entender suas emoções e superar a angústia. Quando criança, era reconfortante e seguro saber que eu poderia contar com meus pais para me orientar e ficar comigo enquanto me sentia confusa."

– Eileen, mãe de duas crianças com menos de 6 anos.

Em comparação com bater, castigos parecem uma abordagem mais humana e sensível para disciplinar. Cessam o mau comportamento. Não são violentos (exceto quando você arrasta seu filho para o quarto enquanto ele grita e esperneia). Dão a todos uma chance de se acalmar.

Mas só porque castigos são melhores que bater não quer dizer que sejam a disciplina ideal. Você não acredita mesmo que seu filho está no "cantinho do pensamento" refletindo sobre como ser uma criança melhor, não é? Como qualquer ser humano, está se sentindo envergonhado e sufocado, e está analisando por que está certo. Castigos não funcionam para incentivar um comportamento melhor. Veja o porquê:

- **As crianças precisam de nossa ajuda para aprender como se acalmar.** Claro, uma criança vai se acalmar em algum momento quando vai no "cantinho do pensamento" ou no quarto, mas o que está aprendendo é que está sozinha com esses sentimentos difíceis.
- **Castigos fazem as crianças se sentir mal consigo mesmas.** Qualquer criança pode explicar a você que castigos SÃO punição; não é diferente de quando você tinha que ficar no "cantinho do pensamento" quando criança. Como todas as punições, castigos fazem com que a criança se perceba malcriada, o que significa que é mais provável – não menos – que faça malcriações de novo.
- **Castigos criam conflitos** ao colocar você e sua autoridade contra seu filho. Crianças não querem ficar de castigo. Ou você as ameaça, ou as arrasta. É fato que, enquanto os pais são maiores que a criança, vencem a batalha, mas ninguém jamais vence uma briga de poder entre pais e filhos. Muitas vezes, ouço pais de crianças de 7 anos dizer que não conseguem mais arrastar os filhos para o castigo e agora não têm como discipliná-lo.
- **Você está quebrando a confiança do seu filho ao desencadear nele o medo de abandono.** Castigos são rejeições simbólicas. Só criam conformação porque desencadeiam o pânico de abandono.
- **Como é preciso endurecer o coração para a angústia de seu filho durante o castigo, castigos desagastam a empatia.** Ainda assim, a empatia é a base do relacionamento com seu filho, fator mais importante para ele começar a se comportar ou não.

Não é de estranhar que pais que aplicam castigos se veem cada vez mais em um ciclo de mau comportamento! Se você está aplicando castigos para lidar com as explosões e os colapsos do seu pupilo, a resposta é: cuidado! Com os cuidados, vemos o "mau" comportamento como pedido de ajuda. Aproximamo-nos de nosso filho para nos reconectarmos a ele e ajudá-lo com a emoção ou a necessidade que está influenciando seu comportamento.

Como? Quando você perceber que a criança está se aproximando do campo perigoso de ataques, sugiro que ambos passem para a fase dos cuidados. Pegue a criança emburrada e vá para um lugar confortável. Abracem-se. Faça uma brincadeira e dê risada, se puder. Mas, se a criança continuar "chamando a atenção" com sentimentos horríveis que a estão chateando, reconheça que a melhor coisa a lhe oferecer no momento é a chance de chorar e desabafar esses sentimentos. Defina os limites necessários da maneira mais compassiva possível: "Não vou deixá-la jogar o copo, querida". Quando ela começar a chorar, fique por perto. Você vai ver como a criança estará bem diferente depois do choro. (Veja "Educando as emoções do seu filho quando surgir um ataque", no Capítulo sobre QE.)

Você está pensando se isso não seria recompensar o "mau comportamento" com atenção? Não mais que recompensar a fome com comida, se alimentar sua criança faminta. Crianças precisam de conexões com os pais para sobreviver, especialmente em momentos difíceis. Se você percebesse, de repente, pelo comportamento de sua filha, que ela precisa de um tempo de conexão para reabastecer-se emocionalmente, por que não permitiria isso? É claro, se ela está exigindo um presente, ou quer subir em coisas perigosas, é seu dever manter o limite firme; você não "recompensa" o mau comportamento de uma criança ao dar-lhe algo para o qual você já disse não. Mas sua atenção não é recompensa, é salvação.

E, sim, se o comportamento da criança é inapropriado, você deve discuti-lo após ela se acalmar. "Nos sentimos melhores agora, depois de um bom abraço... Você estava zangada antes, não estava? Jogou seu copo. ... Isso é perigoso, copos não devem ser jogados... quando ficar zangada, pode dizer 'mamãe, preciso de ajuda!' e vou ajudá-la." Perceba que você não a está repreendendo. Está revendo o que aconteceu e descrevendo um comportamento alternativo, um que você dê como exemplo, para que a criança tenha várias oportunidades de aprendê-lo.

E se você estiver aplicando castigos para não ficar mais chateada ainda e bater em seu filho? Afastar-se da situação quando estiver perdendo a paciência é uma ótima técnica de autocontrole, e mostra autocontrole a seu filho. Mas, para isso, você não precisa mandar seu filho para lugar nenhum, o que o fará se sentir alguém "mau". Em vez disso, tire um tempo para você!

A verdade sobre as consequências

"Elimine a palavra "consequência" do vocabulário e a substitua por "resolução de problemas."

– Becky Eanes, blogueira de mães e mãe de dois meninos.

Consequências naturais são professores eficazes. É melhor aprender aos 5 anos que palavras duras destroem amizades que aprendê-lo aos 15, como também é melhor aprender cedo que é fundamental pensar sobre os livros que são necessários ter quando for estudar para a prova, porque, caso contrário, não os conseguirá depois que a escola fechar.

Com base nisso, a maioria dos especialistas parentais sugerem que, quando as crianças se "comportam mal", a melhor resposta é "consequência". Deixar a criança experimentar as consequências das más escolhas vai ensinar a ela a tomar decisões melhores no futuro. Faz sentido, certo? Não necessariamente. Isso só funciona se a consequência for natural, não criada pelos pais. Veja o porquê.

Quando os pais fazem uso das consequências para disciplinar, estas não são resultado natural das ações do filho ("Esqueci meu lanche hoje, por isso estava com fome"). Em vez disso, para as crianças, as consequências são ameaças que ouvem entredentes dos pais: "Se eu tiver que parar o carro e ir até aí, haverá CONSEQUÊNCIAS!!". Falando de outro modo, "consequência" é apenas mais uma palavra para punição. Da mesma maneira que acontece com todas as punições, quando falamos "consequências", nossos filhos entram em modo defensivo, e isso os deixa menos livres para aprender a lição desejada, mesmo que não tenhamos criado a consequência, mas nossos filhos percebem que poderíamos melhorar a situação e optamos por não fazê-lo, podem concluir que não estamos do lado deles, o que os torna menos cooperativos.

Não estou sugerindo que você faça o impossível para proteger seu filho dos resultados naturais de suas escolhas. Todos nós precisamos aprender lições, e, se seu filho puder aprendê-las sem muitos danos, a vida será um ótimo professor. No entanto, você deve se certificar de que sejam consequências realmente "naturais" e seu filho não as veja como punição, de modo que seus efeitos negativos não sejam desencadeados. Além do mais, deve se certificar de que seu filho esteja convencido de que você não está orquestrando as consequências e está totalmente do lado dele, para que a relação de vocês não seja prejudicada. Considere a diferença destas respostas ao pedido de nosso filho de que levemos o lanche que ele esqueceu:

- Resposta A: "É claro que levo o lanche na escola, meu amor. Não quero que fique com fome. Mas tente se lembrar de levá-lo amanhã". Seu filho poderá ou não se lembrar de levar o lanche no dia seguinte. Não há nenhum problema em fazer isso uma ou duas vezes, se puder fazê-lo facilmente. Todos nós nos esquecemos de coisas como lanches, e isso não é sinal de que seu filho será irresponsável por toda a vida. Mas é sinal de que precisa ajudá-lo com estratégias para se organizar.
- Resposta B: "É claro que não vou parar tudo o que estou fazendo para levar o lanche. Espero que isso lhe ensine uma lição". Seu filho provavelmente se lembrará do lanche. MAS concluirá que os pais não se importam com ele e se tornará cada vez menos cooperativo em casa. Perceba que, embora seja uma "consequência natural", a atitude dos pais a transforma em punição.
- Resposta C: "Certo, vou levar o lanche, mas será a última vez. Você só não esquece a cabeça porque está grudada e não espere que eu sempre largue tudo para ajudá-lo". O filho não aprende a se lembrar do lanche, mas aprende que é alguém que esquece as coisas facilmente e isso irrita os pais. No futuro, agirá como um indivíduo esquecido e irritante, que esquece o lanche e espera que os pais o levem para ele.

- Resposta D: "Sinto muito que tenha esquecido o lanche, querido, mas não consigo levá-lo hoje. Espero que não passe muita fome e vou deixar um lanche esperando por você quando chegar em casa". O filho aprende a se lembrar do almoço, sente-se importante e a autoestima permanece intacta.

Isso significa que você nunca pode ajudar seu filho a aprender as lições da vida? É claro que não. Se vocês estiverem tendo conversas diárias sobre a vida, encontrarão muitas oportunidades de fazer perguntas, e isso fará com que o pupilo reflita e aprenda. Apenas lembrem-se de se concentrar na "resolução de problemas", não na culpa.

E aquelas situações em que queremos que nosso filho corrija algum erro, quando feriu os sentimentos do irmão mais novo? Nesse caso, a consequência natural foi que ele prejudicou a relação. Se sua família tem o hábito de incentivar e mostrar compreensão, além de corrigir erros, e você mostrar a seu filho, desde pequeno, que brigas podem ser reparadas, ele seguirá o exemplo. Não há problema em definir a expectativa de que em sua casa as pessoas corrigem os erros quando ferem umas às outras. Apenas resista à tentação de forçá-lo a se desculpar, porque você pode ser agredido verbalmente por ele. Você quer que seu filho se sinta no controle para reparar a relação com o irmão, mas não que fique ressentido por achar que você prefere o irmão, e está fazendo com que assuma a culpa. (Veja "Como fortalecer as crianças para corrigir erros com os 3 Rs: reflexão, reparo e responsabilidade" nos guias de ação deste capítulo).

A parentalidade positiva funciona com uma criança difícil?

> *"A verdade é que essas crianças nos testam para sermos pais melhores. Precisamos adquirir habilidades para que tudo funcione e atendamos às suas necessidades. Elas podem nos ensinar muita coisa sobre nós mesmos se esperarmos e continuarmos tentando."*
>
> *– Patience, mãe de um filho com necessidades especiais.*

Se você está lendo este livro e pensando: "Essas ideias podem funcionar para outras crianças, mas não para o MEU filho. Ele não entende como as coisas funcionam com ele...", quero falar diretamente a você. Talvez seu filho seja obstinado. Talvez enfrente desafios para controlar a impulsividade. Falando com pais, descobri que poucas crianças são especialmente desafiadoras e difíceis. É preciso uma dose extra de paciência para criá-las. Tudo o que descrevo neste capítulo sobre confiar na parentalidade positiva em vez de na punição será mais difícil de implementar para seu filho.

Mas isso não significa que tudo o que eu disse não se aplica ao seu filho. Na realidade, aplica-se mais a ele que àquelas crianças que se encaixam no *continuum* do que consideramos "normal". Pais de crianças "normais" podem utilizar uma filosofia razoavelmente consistente e carinhosa na criação dos filhos, e estes ficarão mais ou menos bem. Mas, para crianças desafiadoras, a parentalidade importa ainda mais. O estilo de parentalidade autoritário não é ideal para qualquer criança, mas levará uma obstinada a ter comportamentos audaciosos. Se você tem um filho temperamentalmente mais difícil, a única maneira de ser um pai eficaz é por meio da conexão, da empatia, ajudando-o a processar a emoção, que é do que este livro trata.

GUIA DE AÇÃO

Crianças criadas desde o nascimento para se sentir seguras ao expressar as emoções, que sentem que os pais estão a seu lado, não são perfeitas. São mais fáceis de lidar porque conseguem controlar melhor as emoções e, portanto, o comportamento. Estão mais dispostas aceitar a nossa orientação.

Mas, e se você estiver passando da punição para a orientação carinhosa? E se seu filho não virou a página de uma vez por todas e se tornou aquele anjo que você esperava?

A resposta é que você está aprendendo a ter controle emocional, assim como seu filho. Você está aprendendo a manter a compostura e a respirar durante sentimentos de angústia. Seu filho provavelmente está carregando antigas lágrimas e medos, e agora que se sente mais seguro todos esses sentimentos estão vindo à tona.

Como qualquer transição, mudar o estilo de parentalidade incluirá um período de ajuste, durante o qual você e seu pupilo estreitarão a relação e aprenderão juntos. A parte difícil é controlar as próprias emoções, para que fique calmo e receba seu filho. Com sorte, você verá mudanças positivas rapidamente, então terá incentivo para continuar. Não se preocupe em mudar seu filho. Se você mudar, ele mudará. Use esses guias de ação como referência rápida.

Como estabelecer limites empáticos

> *"Uma das primeiras coisas que aprendemos com você foi como estabelecer limites empáticos e segurar nosso filho enquanto ele chorava (e gritava). Lembro-me da primeira vez em que fizemos isso como ponto de mudança específico. Eram 5 horas e ele entrou em nosso quarto outra vez. Eu disse: 'Ainda é hora de dormir. Vamos voltar para a cama', e ele desabou em lágrimas e gritos. Eu e meu marido o seguramos, falamos que o amávamos e que ele podia ficar bravo e triste; foram cerca de trinta minutos do pior ataque que já tínhamos visto. No final, seguramos o corpinho cansado dele enquanto se agarrava em meu marido. Naquele dia, ele era uma criança diferente. Estava carinhoso e cooperativo."*
>
> *– Cassi, mãe de duas crianças.*

Estabelecer limites é parte essencial da parentalidade. Limites mantêm nossas crianças saudáveis e em segurança, além de oferecer-lhes suporte no aprendizado de normas sociais, para que se adaptem em sociedade. Se estabelecermos limites com empatia, será mais provável que as crianças internalizem a capacidade de estabelecer limites para si mesmas, o que também é conhecido como autodisciplina.

Como você se sai no estabelecimento de limites?

- **Seu filho faz imediatamente o que você pede, mesmo que não tenha levantado a voz, o ameaçado ou punido?** Em caso afirmativo, agradeça e me escreva contando seu segredo.
- **Seu filho normalmente faz o que você pediu em algum momento, após lembretes, negociações e solicitações desgastantes?** Sua família está na faixa da normalidade. Uma atualização em sua técnica pode ajudá-lo a ficar menos irritado.
- **Seu filho ignora seus pedidos, fazendo com que você berre demais?** Isso é sintoma de problema na relação, não de um problema

com limites. Comece com alguns reparos para que seu filho QUEIRA cooperar com você.

Esse é o maior segredo em estabelecer limites. Você não pode OBRIGAR alguém a fazer algo. Seu filho obedece a seus pedidos por causa da forte relação de confiança e afeto entre vocês. A outra opção, é claro, é o medo, motivador eficaz no momento. Mas, como você precisa ficar aumentando as ameaças, o medo se torna cada vez menos eficaz. Amor, por outro lado, torna-se um motivador mais eficaz com o tempo.

COMO estabelecer limites eficazes?

• **Comece com uma forte conexão de suporte,** para que seu filho saiba que está do lado dele e quer agradá-lo.

• **Não comece a falar até estar conectado.** Olhe nos olhos dele. Toque nele para ter sua atenção.

• **Fique com ele enquanto estabelece o limite.** "Isso parece muito divertido... mas acho que alguém pode se machucar aqui."

• **Estabeleça limites de maneira calma, gentil e com real empatia.** "Ai! Não grito com você, então, por favor, não grite comigo. Deve estar muito chateado para usar esse tom de voz. Qual é o problema, querido?"

• **Reconheça** o ponto de vista dele enquanto estabelece o limite. "É difícil parar de brincar e entrar. Mas agora é a hora do banho."

• **Ajude-o a se sentir menos "forçado"**, oferecendo-lhe **uma escolha**. "Você quer entrar agora ou daqui a cinco minutos?".

• **Esteja de acordo que seu filho seja o "dono" do limite.** "Certo, cinco minutos, mas sem escândalo em cinco minutos, tudo bem? Vamos apertar as mãos para fechar o acordo."

• **Faça o combinado, de maneira agradável.** É muito mais fácil ser gentil ao cumprir o combinado antes de perder a calma. Também é mais fácil fazer com que seu filho concorde em cumpri-lo, se souber que você não vai ficar mudando se ele fizer um escândalo. Em boa parte do tempo, você precisará se aproximar fisicamente e estabelecer contato visual para que ele leve o limite a sério. Isso é muito mais eficaz que levantar a voz. "Já se passaram cinco minutos. É hora de entrar."

- **Permaneça com ele, com empatia.** "Você está se divertindo muito aqui! Mas agora é hora do banho."
- **Restrinja as negociações.** "Sei que é difícil parar de brincar, mas concordamos com mais cinco minutos sem escândalos. O tempo acordado já passou. Vamos lá."
- **Não espere que ele fique feliz com isso.** Nenhuma criança vai fazer com boa vontade o que foi pedido, mas tudo bem. Você pode ser empático com a infelicidade dela sem mudar o limite. "Sei que detesta entrar quando outras crianças ficam lá fora até mais tarde. Isso deve ser difícil. Mas precisa tomar banho, e quero ter certeza de que teremos tempo para ler uma história antes de você ir para a cama."
- **Quando não é possível conceder um desejo real, conceda um na fantasia.** "Aposto que quando você crescer ficará acordado e brincará a noite toda, todas as noites, não é?"
- **Se seu filho chorar ou ficar zangado por causa do limite, "ouça" os sentimentos dele.** Quando as crianças se sentem ouvidas, são muito mais cooperativas. "Você queria comer doce... agora está chorando... estou bem aqui, querido, com um abraço para quando estiver pronto."
- **Responda à necessidade ou ao sentimento que está desencadeando o comportamento.** "Você está incomodando seu irmão porque quer brincar com ele, não é? Vamos chamá-lo em vez de atrapalhar o jogo dele."
- **Resista à tentação de punir em qualquer situação.** Estabelecer limites é suficiente para ensinar a lição, já que as crianças irão, com o tempo, internalizar nossas regras e rotinas como se fossem delas. A crítica torna mais provável que nossos filhos se rebelem contra essas regras.
- **Quando seu filho o desafiar, concentre-se na relação em vez de na disciplina**. Uma criança rude está chateada ou expressando a necessidade de ter uma relação melhor com você. Em qualquer caso, as "consequências" vão piorar a situação. Não estou sugerindo que tolere grosserias; apenas que veja como um aviso de que é preciso reparar a relação.

• **Quando tudo falhar, tente um abraço.** Não, você não está recompensando o mau comportamento de seu filho. Crianças chamam a atenção quando se sentem desconectadas; você está se reconectando para que seu filho tenha um motivo para se comportar. Está dando segurança a ele, para que ele chegue do outro lado da agitação mais rápido. E o está ajudando a relaxar, para que mostre sua melhor versão.

Como ajudar crianças que testam os limites

Qualquer criança em sã consciência vai testar limites. É o trabalho dela. Afinal de contas, ainda é nova e está descobrindo as regras. O motivo mais comum para as crianças testarem os limites é que realmente querem descobrir onde estão esses limites. Crianças precisam se sentir seguras de que alguém com mais experiência e conhecimento está cuidando delas. Sentem-se inseguras quando não as guiamos e cuidamos delas. Por isso, com frequência dizemos que vão continuar nos testando até descobrir nossos limites.

Mas e se estabelecermos limites empáticos e ainda assim nossos filhos os testarem? Mesmo após perceberem que os limites são consistentes – por exemplo, o jantar vem antes da sobremesa, a mãe não os deixa bater nos irmãos, o pai os faz parar toda vez que pulam no sofá –, às vezes eles não conseguirão evitar testá-los. Por quê?

1. A criança REALMENTE quer alguma coisa, como uma sobremesa AGORA, e espera que talvez mudemos de ideia. Ela sabe que muitos de nossos limites estão abertos à negociação. Talvez se continuar pedindo, vamos abrir uma exceção. O que ela tem a perder? Podemos ajudá-la:

• Sendo o mais consistente possível com as regras mais importantes.

• Tendo empatia.

• Oferecendo a ela seu desejo na fantasia: "Aposto que queria engolir o bolo todo agora, não é?".

• Distraindo-a, que é uma habilidade essencial para controlar impulsos: "Você quer muito essa sobremesa. Mas seu corpo precisa primeiro de comida saudável. Vamos encontrar algo saudável e delicioso para comer enquanto fazemos o jantar juntos. Você quer me ajudar a lavar a alface?".

2. A criança tem sentimentos para os quais precisa de ajuda para controlar, pois estes estão sobrecarregando seu entendimento acerca do limite e, neste caso, também o afeto com o irmão. Ela não pensa, apenas ataca. Podemos ajudá-la:

- Conhecendo os gatilhos que normalmente a tiram do sério e intervindo antes que perca a calma. "Vamos fazer seu projeto na mesa da cozinha, onde estaremos seguros da curiosidade de seu irmão."
- Observando os pequenos sinais de que está mal e auxiliando-a a "descarregar" os sentimentos pesados com risadas ou conexão, antes que exploda em um colapso.
- Passando 15 minutos de Momento Especial com ela todos os dias, para que fique emocionalmente mais resiliente quando as coisas derem errado.

3. Ela tem necessidades não atendidas, mas não consegue se expressar. Se a criança fica a maior parte do dia sentada na escola e presa em casa esperando o jantar, o sofá começa a se parecer muito com um trampolim. Claro, ela conhece o limite, mas vai explodir se não se mexer. O que uma criança vai fazer? Podemos ajudar ao perceber as necessidades de nosso filho e responder a elas preventivamente.

- Uma criança ativa precisa de um pequeno trampolim ou de um colchão.
- Uma criança hiperativa precisa de muito tempo de diversão.
- Toda criança que tem irmão precisa de um tempo particular diário para criar vínculo com cada um dos pais.

Livre-se das consequências: 12 alternativas incríveis

"Minha filha de 3 anos e meio estava sentada no sofá depois do banho, usando sua toalha, e disse NÃO umas cinco vezes quando pedi a ela que colocasse o pijama. Eu estava ocupada com o bebê e ouvi meu marido falar: 'Tudo bem, você vai ficar sem livros', e o que você falou me veio à mente e eu disse: 'Ei! Temos um problema, é hora de dormir e você precisa

colocar o pijama. Como VOCÊ acha que devemos resolver isso?'. Do nada, ela abriu um grande sorriso, sugeriu que todos batessem palmas e marchassem, e formássemos uma fila até o quarto dela, felizes. A mesma coisa valeu para escovar os dentes e ir ao banheiro mais tarde. Cada vez, eu dizia: 'Ótima habilidade em resolver problemas! Obrigada!'. E a resposta dela? 'De nada, mamãe, sem problemas!'

– Carrie, mãe de duas crianças.

Você está preocupado com o que fará para manter seu filho no caminho certo sem a ameaça de consequências? Da próxima vez que ele recusar sua orientação e você achar que está pronta para gritar uma ameaça, tente uma destas ações. Lembre-se de começar respirando fundo para se acalmar, de modo que todos possam pensar.

1. Deixe seu filho resolver o problema. "Você não escovou os dentes ainda e quero ter certeza de que teremos tempo de ler uma história. O que podemos fazer?" Crianças adoram ajudar e resolver quebra-cabeças. Às vezes, precisam de uma chance e um pouco de respeito.

2. Una-se em "prol de para soluções em que todos ganham. Se sua filha não oferecer uma solução que funcione para você, explique a razão e ajude-a a chegar a outra solução. "Você acha que não deveria escovar os dentes hoje? Isso não funciona para mim, porque seus dentes ficariam cheios de germes e apareceriam buracos neles. O que mais poderíamos fazer para escovar seus dentes e conseguirmos ler uma história? Quer colocar o pijama e depois escovar os dentes?"

Quando a criança acredita que você está falando sério sobre as soluções em que todos ganham, fica muito mais propensa a trabalhar com você para encontrar uma solução comum.

3. Estabeleça uma parceira de cooperação com a formulação de frases. Considere a diferença nestas abordagens:

"Vá escovar os dentes agora." – Já que ninguém gosta de ser mandado, uma ordem direta como essa normalmente gera resistência, seja direta ou na forma de enrolação.

"Você poderia escovar os dentes agora?" – Muitas crianças vão refletir sobre isso e dirão não. Não formule frases cuja resposta possa ser sim ou não, a menos que esteja disposto a escutar um não.

"Você quer escovar os dentes agora ou após colocar o pijama?" – Você está respeitando seu filho e dando-lhe algum controle, ao mesmo tempo que retém a responsabilidade de tomar as decisões necessárias. Apenas ofereça as opções com as quais você pode aceitar, é claro.

"Você pode escovar os dentes agora." – Quase parece um privilégio, não é? Isso é um comando, mas respeitoso. Funciona bem, especialmente com crianças que se sentem sobrecarregadas com escolhas.

4. Ofereça controle. Deixe a criança ter controle do máximo de atividades possível. Não seja maçante para que ela escove os dentes. Pergunte: "O que mais precisa fazer antes de sairmos?". Se ela não tiver uma sugestão, use uma lista de verificação: "Toda manhã comemos, escovamos os dentes, vamos ao banheiro e arrumamos a mochila. Vi sua mochila, parabéns por já tê-la arrumado! Agora, o que ainda precisa fazer antes de sair?". Crianças que se sentem mais independentes e responsáveis por si mesmas não precisam se rebelar e contrariar os pais. Sem mencionar que assumem responsabilidades mais cedo.

5. Peça que comecem de novo. "Opa! Falei para você escovar os dentes e fui ignorado, depois comecei a gritar. Desculpe-me. Vamos tentar de novo." Essa é uma ótima maneira de parar quando se está indo pelo caminho errado. Fique à altura de seu filho e estabeleça uma conexão carinhosa. Olhe nos olhos dele. Toque nele. "Certo, vamos tentar outra vez, querido. É hora de escovar os dentes! Como podemos trabalhar em equipe para isso?"

6. Faça uma brincadeira. "Você não quer sentar na cadeira do carro? Aqui é o piloto falando. Este foguete está pronto para o lançamento. Aperte os cintos. 10... 9... 8... 7... 6...

7. Use a energia opositiva com reconexão física e divertida. "Como assim não quer colocar o pijama? Venha, menino, 'não vou usar pijamas'! Vou mostrar quem manda aqui! Aonde acha que vai? É melhor vir aqui agora e colocar o pijama! Sou a patrulha do pijama e sempre pego meus homens! Ei, você escapou!" Ande desajeitadamente, tropece e caia. Passe o pijama por sua cabeça para que a criança dê ainda mais risada. Quando conseguir pegá-la, brinquem até um cair nos braços do outro. Agora que o humor mudou para um de conexão, adote o tom de conformação e ofereça uma escolha: "Você quer colocar o pijama enquanto ouve uma história ou está com frio e precisa dele agora?".

8. Com um desejo, dê à criança o que ela quer. "Aposto que, quando crescer, você vai ficar acordada a noite toda, todas as noites, não vai?"

10. Deixe a criança no comando. "Você não quer se sentar na cadeira do carro? Tudo bem, nós temos tempo. Pode entrar quando estiver pronta. Vou ler meu livro enquanto espero."

11. Envolva o hemisfério esquerdo do cérebro. Passe pelo "lutar ou fugir" ao contar uma história: "Você estava se divertindo tanto brincando com o papai. E ele disse que escovasse os dentes. Você ficou brava, não foi? ... E o papai disse: sem histórias hoje. Certo? ... Agora você está triste e zangada... Estou bem aqui. Amo você. Papai ama você. Papai também ficou chateado, mas agora está aqui para lhe dar um abraço... Vamos encontrar um jeito para que todos nós tenhamos uma noite boa e nos sintamos bem quando colocarmos você para dormir. Talvez precisemos tentar novamente?". Isso desenvolve a inteligência emocional em sua filha e no seu parceiro. E, mesmo que não se sintam da mesma maneira, pelo menos deixa a todos no mesmo caminho.

12. Encontre a raiz do problema. Frequentemente, quando as crianças nos desafiam, estão pedindo ajuda com suas emoções. Você saberá que isso está acontecendo quando seu filho parecer infeliz. Nessa hora, seu filho vai mostrar que tem sentimentos extremos que necessitam ser expressos e precisa da sua ajuda. Então, se você estabelecer um limite e seu filho o desafiar, esqueça a punição e as consequências. Aproxime-se mais, olhe-o nos olhos e fale de novo sobre o limite com o máximo de compaixão que puder. Ajude-o a ter seu chilique. Depois que tiver a chance de descarregar a emoção infeliz, você vai vê-lo muito mais cooperativo.

Se estivermos imersos em uma rotina de ameaças e consequências, o retreinamento pode ser difícil. A chave é eliminar a palavra "consequência" do seu vocabulário e substituí-la por "resolução de problemas". Você ficará maravilhado com a diferença.

Como intervir no calor do momento

"Quando me ajoelho sou empática com minha filha de 3 anos e meio, isso desarma o escândalo e a faz se sentir amada. Às vezes ela precisa de um apertão, ou me empurrar, ou brigar comigo, ou bater a cabeça no travesseiro. Outras, os escândalos são insuperáveis e parece que nunca vão acabar. Mas ela está começando a repetir minhas respirações profundas, inspira pelo nariz e expira pela boca. E diz coisas como 'mamãe, nós não gritamos, não é?'. Pequenos passos. Como sou mãe solteira, ainda perco a paciência, mas quando a vejo respirando fundo e tentando não ter chiliques, sei que está fazendo diferença."

– Carrie, mãe de duas crianças.

Há uma grande cena começando, ou talvez já tenha começado. O que você pode fazer no calor do momento?

- **Manter todos a salvo fisicamente.** Isso significa parar o carro, separar as crianças que estão brigando, afastar-se da batalha de soquinhos ou até segurar as mãos do seu filho enquanto ele tenta bater em você. As crianças precisam saber que os pais vão mantê-las em segurança.
- **Mantenha todos emocionalmente a salvo, para que o aprendizado aconteça ao exemplificar o controle emocional.** Mantemos as crianças a salvo ao permanecermos conectados, sendo empáticos e evitando o chilique. Do contrário, quando entramos no modo lutar ou fugir, nossos filhos fazem o mesmo.
- **Limite o comportamento e forneça orientação para o que precisa acontecer.** De maneira gentil, calma e firme, tome a medida necessária para lidar com a situação. Pegue seu filho de dentro do carrinho do supermercado e leve-o até o carro, deixando o carrinho para trás. Diga: "Vamos voltar quando estiver pronto".
- **Ajude seu filho a superar as emoções de modo que possa controlar o comportamento.** Como ensinamos as crianças a controlar as emoções? No calor do momento, devemos escutá-las com o máximo de compaixão possível. Quando seu filho gritar: "Eu te odeio!", apenas escute e reflita, para que ele se sinta ouvido: "Você deve estar muito bravo para falar assim comigo... O que está acontecendo,

querido?”. Então, escute. Reflita: “Você ficou bravo quando... entendo. ...Vamos tentar outra vez”.

Você percebeu que “responsabilizar seu filho” não está na lista? Isso não acontece no calor do momento; ocorre depois que todos se acalmaram. (Veja “Como fortalecer as crianças para corrigir erros com os 3 Rs: reflexão, reparo e responsabilidade,” a seguir, neste capítulo). Ele conseguirá aprender melhor. E você conseguirá ensinar muito melhor, também.

Como fortalecer as crianças para corrigir erros com os 3 Rs: reflexão, reparo e responsabilidade

Crianças sempre resistem a se desculpar durante as brigas, mas costumam querer se reconectar e retomar os vínculos com a família quando seus sentimentos são ouvidos. Como você pode educar seu filho para assumir responsabilidades e reparar danos, seja em uma relação pessoal ou em uma propriedade? Use os três Rs para corrigir erros: reflexão,reparo e responsabilidade.

Reflita. Fazer perguntas abertas e ajudar sua filha a “narrar” os acontecimentos faz com que o hemisfério esquerdo do cérebro dela adquira entendimento. Isso lhe dará mais controle sobre as emoções e o comportamento no futuro. “Você ficou muito preocupada quando Eliza pegou sua boneca e bateu nela... ela ficou magoada e chorou... então, a mamãe pegou a boneca e você ficou ainda mais assustada e chorou também, não é? Mas, depois, todo mundo parou de chorar, e você e Eliza se divertiram com os ursinhos, não foi? Às vezes, você se preocupa quando outras crianças pegam seus brinquedos especiais. Mas ninguém vai levá-los para casa. Essa boneca é sua e mora aqui conosco. Se ficar preocupada, o que pode fazer em vez de bater?”

Reparar. Quando seu filho causar danos a uma relação, fortaleça-o para repará-la. Ele pode pegar uma bolsa de gelo para a irmã? Fazer um desenho para ela? Isso não deve ser visto como punição, mas como maneira de reparar uma relação valiosa danificada acidentalmente. Em geral, crianças pequenas preferem isso a uma desculpa forçada, o que as faz se sentir humilhadas em vez de fortalecidas. "Você magoou seu irmão quando derrubou a torre dele. O que poderia fazer para ele se sentir melhor? Quer ajudá-lo a construir a torre outra vez? Ótimo! Por que não oferece ajuda a ele e vê o que diz? Acha que ele também pode gostar de um abraço?"

Responsabilidade. O início da responsabilidade é perceber que suas escolhas têm grande impacto no mundo, e seu filho sempre tem uma escolha – "Resposta–Habilidade". Faça observações do dia a dia do seu filho para ajudá-lo a perceber as escolhas que faz e os resultados obtidos: "Você fez Michael se sentir feliz quando o deixou brincar um pouco com seu caminhão". Isso funciona melhor que elogios ou punições para capacitá-lo a fazer escolhas inteligentes.

Diferentemente das punições ou desculpas forçadas, os 3 Rs para correção de erros dão a seu filho a base para controlar as emoções e o comportamento. Você está preocupado achando que seu filho não vai aprender a se desculpar? Se você pedir desculpas a ele, ele aprenderá por meio do exemplo a se desculpar com você e com os outros.

Manutenção preventiva

> *"Quando nossa filha de quase 4 anos está se sentindo sobrecarregada, não esperneia, ou grita, ou faz birra... em vez disso, agora diz: 'Preciso de um abraço'!!! É um lembrete muito bom para ajudar nossos filhos a controlar as emoções. Estou surpresa por ela descobrir que é disso de que precisa E pedir por isso!"*
>
> *– Carrie, mãe de duas crianças.*

Ao ignorarmos a manutenção de rotina do nosso carro, como a troca de óleo, por exemplo, ele não vai funcionar bem. Quando o carro apresenta algum defeito, nossas opções são limitadas. Portanto, pense na manutenção preventiva como estratégia para evitar problemas e mau comportamento e, dessa forma, você não se verá na faixa de colapso com tanta frequência.

- **Momento especial.** Ferramenta mais importante para permanecer conectado e ajudar seu filho a expressar as emoções.

- **Rotinas.** Minimize seu trabalho como chefe.
- **Estabeleça apenas os limites realmente necessários.** Dizer não a seu filho com frequência o convence de que você não está do lado dele.
- **Encare o problema de comportamento como pedido de ajuda.** Talvez seu filho precise de mais avisos antes das transições. Pode ser que esteja brigando com o irmão no carro, porque saiu muito agitado da escola e precisa de um tempo sozinho. Talvez saia da cama vinte vezes, porque para ele é muito difícil ficar sem você à noite, ou também durante o dia, ou sinta ciúme do bebê. Perceba que, em cada uma dessas situações, seria difícil para seu filho entender o que se passa dentro dele e contar a você, mas você pode lidar com a raiz do problema para mudar o comportamento dele.
- **Conexão antes da correção.** É claro que seu filho precisa de orientação. Mas não vai aceitá-la se não tiver uma relação para suportá-la. Noventa por cento das interações com seu filho devem ser baseadas na conexão, para que ele aceite os 10% baseados na correção.

E se seu filho passar dos limites?

> *"Não entendo por que uma transgressão não deve ser punida... e se ele realmente passar dos limites? Ontem, meu filho de 3 anos jogou um livro porque ficou bravo. Acertou o olho do meu marido e cortou a pele – nossa! Tirei-o da sala, falei que nunca poderia fazer isso e o coloquei no canto para pensar no que fez. Sim? Não?"*
>
> *– Jaimie Lynn, mãe de três meninos*

Nossa, mesmo! A maioria das crianças de 3 anos joga coisas, sem fazer ideia de quanto dano pode causar.

O problema em levar a criança para um canto, deixando-a sozinha para pensar no que fez, é que isso não a ajuda a lidar com os sentimentos que a levaram a jogar o livro. Por trás da agressão, sempre há o medo, e cada criança tem os seus. Quando uma criança de 3 anos está muito amedrontada, pode ficar brava e jogar o que tiver nas mãos. É um comportamento normal, embora perigoso. Os pais ensinaram a ela que não se deve jogar objetos em outras pessoas, porque isso pode feri-las. Ela agora sabe disso, com certeza, pois acabou de machucar o pai. Na realidade, o que ela precisa é da ajuda dos pais para controlar os sentimentos que a levam a jogar objetos nos outros, mesmo sabendo que pode machucá-los.

Estou tentando imaginar o que se passou na cabeça dessa criança de 3 anos quando estava no cantinho pensando no que fez. Se eu fosse ela, estaria assustada, com medo do meu pai, pensando ser uma pessoa terrível por tê-lo machucado, incapaz de me controlar; uma pessoa tão ruim que teve de ser retirada da sala e não pôde se desculpar. Eu me veria tão poderosa a ponto de sangrar meu pai invencível, o que seria um pensamento terrível. Essa vergonha e esse medo seriam tamanhos que eu poderia deixá-los de lado (como fazemos com sentimentos desconfortáveis) ao ficar brava. Eu poderia ficar sentada justificando o que fiz, me convencendo de que estava certa.

Como você pode ver, isolar a criança não vai ajudá-la a aprender a controlar os sentimentos que a levaram a "passar dos limites". Ela está tão assustada que mal pode pensar direito; não está chegando a conclusões lógicas. Embora possa obedecer às nossas ordens para se desculpar após o castigo, não conseguirá controlar a agressão de forma melhor da próxima vez. Ou pode ser que nunca mais ataque o pai, mas pode começar a chamar atenção de outras maneiras, como batendo no irmão, fazendo xixi pela casa ou tendo pesadelos.

E se, em vez disso, cuidássemos imediatamente da pessoa machucada, o que passaria à criança uma mensagem clara de que ferir alguém causa muita dor. Podemos até deixá-la ajudar com os cuidados. Talvez, concentrar-se no pai seja o bastante para tirá-la do estado de raiva e se preocupar com ele. *"Meu Deus! Seu pai está machucado. Querida, pegue uma toalha e vamos ajudá-lo."* Estamos fazendo um convite para que a criança faça parte da solução. Ela pode ter feito uma coisa monstruosa, mas estamos comunicando-lhe que não é um monstro. Essa é a base dela para poder encarar que fez algo que passou dos limites e se perdoar. Começa com ela se perdoando.

Nós a estamos perdoando facilmente? Não. Ela não pode ao mesmo tempo se sentir má e agir como uma pessoa boa. Agiu de maneira claramente fora do limite das relações familiares amorosas. Em vez de evitá-la, o que fortalece a posição como criança má, nós a pegamos e a trazemos de volta para o abraço familiar. Sem essa reconexão, não conseguimos alcançá-la, e qualquer "disciplina" só ensinará a ela que é má.

Uma vez que o pai ferido está bem, respiramos fundo para não agir com raiva. Lembramo-nos de que a melhor maneira de evitar que isso aconteça de novo é ajudando a criança com os sentimentos, e não a punindo.

Nós a trazemos para perto nós e, de forma séria e gentil, olhamos nos olhos dela e dizemos: *"Os livros não podem ser jogados. Isso machucou o papai, não foi?"*. A criança provavelmente começará a chorar, o que vai liberar toda a agitação. Nós a seguramos enquanto chora. Quando se acalmar, dizemos: *"Você estava brava e jogou o livro, mas isso machucou o papai. Foi assustador. Papai vai ficar bem, mas é por isso que não jogamos objetos nas pessoas"*.

Depois que a criança se acalmar, perguntamos a ela o que poderia fazer para o papai se sentir melhor. Estamos lhe dando uma chance de se redimir, para se tornar uma pessoa boa, o tipo capaz de controlar a raiva e não ferir os outros. Essa transformação seria improvável caso a criança fosse levada para o cantinho do pensamento, porque se sentaria isolada e má, e endureceria o seu coração. No entanto, em vez de ficar isolada no canto, foi convidada a apresentar uma solução, então seu coração está aberto. Ela sente sua bondade e expectativa firme de que ela se torne alguém que ajude, não que machuque. Sente-se segura para nos mostrar todo o medo por trás da raiva. Depois que expressar todos esses sentimentos, estes se dissiparão e deixarão de influenciar o seu comportamento.

O que a criança aprendeu?

- Jogar coisas pode machucar alguém.
- QUERO me controlar melhor da próxima vez, para que isso não aconteça mais.
- Se não agir de forma errada, meus sentimentos não serão ruins.
- Mamãe e papai entendem meus sentimentos e podem me ajudar a lidar com eles. Quando acredito que podem me ajudar, sinto-me muito melhor.
- Sou capaz de machucar muito alguém e nunca mais quero fazer isso.
- Sou capaz de melhorar as coisas, de reparar erros, de fazer o que é certo quando cometo um erro.

Talvez o mais importante, além do amor dos pais, foi que a criança aprendeu que é amada incondicionalmente, em vez de se sentir desconectada por ter passado dos limites. Os pais não desistiram dela. Sabem que ela é boa e quer "fazer o certo", e nunca deixaram de acreditar nela. Isso aumentará a confiança da criança na própria bondade e vai ajudá-la a desenvolver a autoconfiança.

Porque não há limite para o milagre curativo do amor incondicional. Só há amor.

Recursos adicionais: roteiros

Você quer mais orientação para saber o que falar quando estiver estipulando limites? Esses roteiros estão disponíveis no *site* AhaParenting.com. Se estiver lendo este livro por meio eletrônico, basta clicar no roteiro para ter acesso a ele.

Quando seu filho bate em você

O roteiro guia você no processo de lidar com a agressão do seu filho. www.ahaparenting.com/parenting-tools/positive-discipline/Child-Hits-parent

Deixando o parquinho

Este roteiro guia você pelo processo de estipular limites para seu filho e lidar com a birra. www.ahaparenting.com/parenting-tools/positive-discipline/How-to-set-Empathic-Limits

5

CRIANDO UMA CRIANÇA QUE ALCANÇA SUCESSO COM ALEGRIA E AUTOESTIMA: CONSELHOS COM MAESTRIA

A maioria dos pais quer que os filhos tenham "sucesso". Mas o que significa sucesso para nós? Em nossa cultura, sucesso costuma ser interpretado como conquista. Sair-se bem na escola, entrar na faculdade, conseguir um emprego bem remunerado que nos permita ter "alto" padrão de vida e prestígio. Todavia, embora esse tipo de sucesso possa torná-los pais orgulhosos, isso não necessariamente fará seu filho feliz. A felicidade tem pouca relação com o sucesso, como definido tradicionalmente. Ao contrário, depende de conexão profunda com outras pessoas (uma das nossas *Três grandes ideias*) e do que o psicólogo Abraham Maslow chamou de "autoatualização", que pode ser interpretada como desenvolver nosso potencial completo, acessando nossos dons individuais, aprimorando-os e compartilhando-os com o mundo. Nem todo mundo consegue ser celebridade,, mas cada um de nós, se tivermos sorte, pode se envolver no ciclo de exploração e autoexpressão que o psiquiatra Edward Hallowell chama de "maestria". Se pensarmos no ato de criarmos nossos filhos com maestria como forma de ajudá-los a desenvolver asas, então este será o ápice da parentalidade a longo prazo ao **aconselhar em vez de controlar**. E, conforme veremos neste capítulo, criar um filho com maestria depende de nossa habilidade de **controlar nossa própria ansiedade** (nossa grande ideia final).

Um carpinteiro mestre. Um professor mestre. Um guitarrista mestre. A própria palavra é poderosa. Criamos filhos e esperamos que tenham o zelo e a coragem de enfrentar os desafios e "dominá-los", já que é a fonte do verdadeiro sucesso. Coisas diferentes são importantes em diferentes momentos, mas sempre queremos dominar o desafio diante de nós, seja correr bem rápido, ter um casamento estável, curtir uma carreira que permita o sustento de nossa família ou ajudar o próximo com trabalho voluntário. A habilidade de conquistar nossos objetivos pessoais é o que nos permite nos sentirmos satisfeitos ao longo da vida. Então, a maestria é essencial para a felicidade, para a conquista.

Além disso, praticar a maestria é a forma mais confiável de acessar aquele estado de gratificação chamado "fluxo", no qual o tempo desaparece. Mihály Csíkszentmihályi, criador da ideia de fluxo, o define como estar tão envolvido em uma atividade que somos transportados ao foco e ao estado de alegria puros. Os atletas chamam isso de estar na "área", mas isso não se aplica apenas a atletas mundiais. A busca fervorosa de um objetivo abençoa qualquer um de nós com alegria, se estivermos dispostos a nos dedicar de todo coração ao aprendizado e à criação. Fluxo e maestria vão além das ideias convencionais de conquista e felicidade, para dar significado profundo à nossa vida.

Maestria também é fonte de autoestima, conceito que não costuma ser levado a sério, mas que na verdade é valioso. Vamos definir autoestima apenas como a valorização de si mesmo, sabendo que somos exatamente do jeito que somos, sem levar em consideração circunstâncias externas. Essa crença é um entendimento essencial para a saúde emocional.

Conforme discutido nos capítulos anteriores, a autoestima começa com o amor incondicional, que nos convence de que temos valor como pessoas, sem considerar o que conquistamos. Mas, à medida que as crianças crescem, sua autoestima se constrói com base em conquistas reais. Todos os seres humanos, mais cedo ou mais tarde, são testados pelo ambiente em que vivem, todos temos tarefas a cumprir ao longo da vida, são solicitados de nós crescimento, prática e treinamento relacionados a barreiras e testes. São esses desafios que moldam o que somos, que fazem com que os dons que compartilhamos com o mundo se tornem expressões. Então, à medida que crescemos, a autoestima deriva da experiência de que temos o necessário para transformar nossos sonhos e talentos em realidade – em outras palavras, maestria.

Maestria não é um sentimento único. É uma forma de abordar a experiência, que, por meio da repetição, se torna um traço adquirido, um modo de viver a vida. Descreve uma pessoa que ama explorar, aprender, crescer, se esforçar, praticar, dominar algo, se alegrar durante todo o processo criativo, sendo "bem-sucedida" ou "fracassando" aos olhos dos outros, mas segue em direção ao próximo objetivo. Às vezes, presumimos que algumas crianças simplesmente são mais talentosas, ou mais automotivadas, ou mais focadas em conquistas. Mas esses são resultados, não causas. Toda criança nasce com talento latente. Qualquer uma que aprecia o processo de maestria tem motivação interior para lapidar suas aptidões naturais para conquistar – contanto que a conquista que esteja buscando seja importante para ela. A conquista é secundária, um lado vantajoso da maestria.

O QUE SÃO CONSELHOS COM MAESTRIA?

A responsabilidade dos pais é exercer uma função. Em um primeiro momento, os pais estão diante de uma criança impotente, incapaz de controlar até mesmo as mãos. Com o passar do tempo, essa criança aprende a engatinhar, a andar, a correr, a comer sozinha, a interagir bem com outros seres humanos, a ler, a passear pelo bairro, a dirigir um carro. Em cada fase, é impulsionada pelo instinto biológico e pelo espírito humano em direção à próxima barreira de desenvolvimento. Luta, sua, cansa, recupera o equilíbrio e se arremessa novamente. Isso é gracioso? Raramente. Você pode confiar na mãe natureza para ajudar seu filho a seguir corretamente? Sim.

Mas e as falhas? É claro que há crianças que apresentam mais dificuldade de aprender a ler, ou se relacionar bem com outras crianças, ou controlar o humor, ou se lembrar da mochila. Toda criança precisa de apoio extra em alguma área, em algum momento. Isso é parte da sua tarefa: ajudar seu filho a desenvolver a maestria, e este capítulo servirá de auxílio para você atingir esse objetivo.

Mas muitos dos desafios enfrentados por nossos filhos ao longo do desenvolvimento normal são completamente evitáveis. Na realidade, nós, como pais, em geral os criamos sem nenhuma intenção. A ironia é que, ao tentarmos ajudar nossos filhos a ser bem-sucedidos, tentamos moldá-los utilizando técnicas falhas que destroem a alegria deles em desenvolver a própria maestria. Nós os estimulamos demais, ajudamos demais, protegemos demais, planejamos demais e controlamos demais, o que será abordado neste capítulo. Mas há três diretrizes básicas que fornecem um antídoto contra esses impulsos e nos salvam de nossas próprias ansiedades:

1. Amor incondicional. Alguns pais presumem que amar incondicionalmente mina o desejo da criança em se esforçar, porque ela se aceitou do jeito que é. Então, tentam encorajar a maestria impulsionando o filho a conquistar, passando a ele a mensagem equivocada de que seu amor depende de ele ser bem-sucedido. O trágico é que, para ajudar o filho a ser "bem-sucedido", esses pais estão destruindo a base da felicidade da criança, ou seja, a crença de que é profundamente amada por ser ela mesma. A ironia é que o medo mina a alegria de que as crianças precisam para ter domínio. O trabalho árduo que cria a maestria requer uma paixão que só pode brotar dentro da criança, uma alegria em cada passo da prática e da exploração.

2. Respeito significa valorizar nosso filho, seja em que fase estiver do desenvolvimento. Respeitamos o processo natural de exploração e descoberta de nosso pupilo, em vez de sentir que temos de correr para resgatá-lo. Respeitamos sua brincadeira, seus sonhos e outros interesses como seu trabalho essencial, em vez de interrompê-lo ou assumir seu papel para o guiarmos. Não insistimos que pratique um esporte ou toque um instrumento que amamos, quando seus interesses estão em outro lugar. Respeitamos as intenções e paixões de nosso rebento à medida que surgem a cada ano. Podemos esperar que nosso filho tente ser o melhor naquilo que sabe e não o forçamos a sacrificar curiosidades e interesses pessoais a fim de "conquistar" algo por meio de testes padronizados. Nos colocamos como parceiros de nosso filho, em vez de chefes. No lugar de avaliá-lo e prepará-lo para o fracasso, levando-o a fazer coisas que ele ainda não consegue fazer, nós apoiamos seu desenvolvimento de onde ele está, não importando o que as outras crianças da mesma idade estejam fazendo.

3. Andaime. O que significa andaime? É aquela estrutura que fica ao redor de um prédio enquanto está sendo construído. Depois que o prédio é levantado, o andaime é desmontado – não é mais necessário. Mas o edifício não poderia ser construído sem o andaime. O andaime que fornecemos a nosso filho é o que lhe possibilita construir a própria estrutura interior para se tornar bem-sucedido em certo comportamento. Isso inclui:

- Rotinas e hábitos ("Escovamos os dentes todas as manhãs").
- Expectativas de comportamento ("Falamos um com o outro com gentileza").
- Dando o exemplo ("Olha, se empurrar isso aqui, ele vai abrir!").
- Ambiente seguro (por exemplo, à prova de bebês).

O melhor jeito de ajudar uma criança a experimentar a maestria é observá-la com respeito, então percebemos em que ponto ela precisa de ajuda e depois construímos um andaime nesses lugares. Por exemplo, podemos ensinar alguns hábitos a uma criança que perdeu suas coisas, para que consiga localizá-las. Ou, quando nosso filho de 6 anos briga com outra criança, podemos escutar suas reclamações com empatia e depois ajudá-lo a pensar no que poderia dizer a ela, em vez de ligar imediatamente para os pais da outra criança. Observação com respeito e andaime estratégico demandam mais de nós que se nos intrometêssemos para fazer tudo sozinhos, ou esperar que nosso filho domine tudo por conta própria. O resultado final é uma criança confiante, automotivada e que se vê capaz de abordar coisas novas e ser bem-sucedida.

Como nosso respeito, amor incondicional e andaime ajudam nossos filhos a desenvolver amor por maestria? Vamos traçar este processo desde a infância, começando com seu filho recém-nascido.

CONSTRUINDO MAESTRIA CONFORME SEU FILHO CRESCE

Bebês (0-13 meses): o cientista em ascensão

"Agora vou pegá-lo no colo... Vamos tirar a fralda... Você gosta disso, está chutando..." Por que pais afetivos conversam com os bebês que ainda não falam sobre o que estão fazendo enquanto os seguram? Trata-se mais de respeito básico por outro ser humano que tratá-lo como objeto enquanto movimentamos seu corpo. Mas isso é importante para o desenvolvimento? Quanto ele vai se lembrar disso?

Não sabemos. Cada vez mais, temos evidências de que os bebês estão se tornando cientistas, pesquisando o próprio mundo e tirando conclusões. Enquanto acreditávamos que bebês pré-verbais não se lembrariam de certo evento e, desse modo, não se sentiriam afetados por ele, pesquisadores têm cada vez mais chegado à conclusão de que bebês "memorizam" tudo o que acontece com eles em nível não verbal e instintivo. A experiência pré-verbal pode ser até mais importante que o que vem depois de moldar nossas atitudes, humores e crenças sobre a vida. E faz sentido que crianças, tão ávidas por aprender sobre o mundo que querem dominar, aprendam e tirem conclusões de cada experiência nova.

Você se lembra daquele bebê sortudo dos primeiros capítulos? É natural que os pais aproveitem o aprendizado do bebê, mas, como sabem que a primeira vez que o bebê se senta ou anda não tem relevância para sua felicidade ou sucesso futuros, tentam ignorar os marcos de desenvolvimento e confiam na mãe natureza para ajudar o filho a desabrochar no próprio tempo. Estão sendo irresponsáveis? Nem um pouco. Vão regularmente ao pediatra, que se formou para observar quaisquer sinais de alerta. O papel dos pais é apenas amar, criar e curtir o bebê à medida que se desenvolve.

Como todos os bebês, nosso pequeno sortudo tem automotivação para deslizar, pegar o chocalho e balançá-lo, sentar-se, engatinhar. A mãe resiste ao impulso de ajudá-lo a aprender a engatinhar. Em vez disso, senta-se com ele, oferecendo-lhe um **andaime** ao lhe dar um *feedback* de modo gentil: "Sim, você está impulsionando o corpo para a frente. Está fazendo muita força. Está fortalecendo os músculos". Ele a compreende? Talvez não, mas vai compreender muito mais do que podemos imaginar, muito mais rápido do que acreditamos. O que ele está aprendendo?

- Como a mãe reconhece seus esforços, o bebê aprende que eles têm valor.
- Como a mãe não faz nada para ajudar, ele aprende que isso é um trabalho dele.
- Como a mãe continua falando com tom de voz calmo, ele aprende que não há emergência nem objetivo além do dele; que a mãe confia em sua habilidade de dominar o trabalho valioso que assumiu se continuar apenas praticando.
- Como a mãe reage às suas expressões físicas e vocais em transformação, sabe que ela estará disponível para ajudá-lo se precisar.

Esta lição será repetida de várias maneiras durante toda a infância da criança, que se tornará parte de seu sistema de crença mais básico sobre si mesma e sobre o mundo.

Essa mãe sábia conversa com o filho porque está conectada com ele desde o início. Mas também conversa com ele para controlar a própria ansiedade. Como a maioria dos pais de primeira viagem, essa mãe quer de todas as formas dar ao filho um bom início de vida. Mas sabe que o melhor início depende de ele encontrar, e desenvolver, os próprios recursos interiores. Ao conversar com o bebê, ela se lembra da capacidade dele e consegue se controlar para não correr impulsivamente para "resgatá-lo". É claro que está atenta. Se ele se virar sobre o braço e tentar tirá-lo e chorar, ela vai tranquilizá-lo com sua voz, explicando a ele o que está acontecendo: "Você está em cima do braço. Está torcido. Ai, isso dói". Sua calma comunica que não está havendo uma emergência, é apenas parte do processo normal de aprender a se virar. Então ele tenta novamente, ajusta a posição e consegue tirar o braço.

Mas e se ele não estiver hoje com aquela coragem interior de continuar tentando e procurar a mãe para ajudá-lo? Naturalmente, a mãe entra em cena. Nosso filho precisa ter a oportunidade de tentar sozinho, então controlamos nossa própria ansiedade para lhe dar essa chance sem interferir no processo, mas ele precisa saber que tem apoio. Agora, a mãe oferece ao bebê o mínimo possível de suporte, para ajudá-lo a manter seu "trabalho" rumo ao objetivo. Ela o toca gentilmente, mostrando-lhe como o braço está preso. Talvez isso baste para que ele mude de posição. Ou não. Talvez ele insista que não suporta mais essa exploração. Ela ouve seu apelo e responde: "Já deu por hoje, querido? Venha aqui para a mamãe. Pode tentar amanhã novamente".

Essa lição, como qualquer outra, vai acontecer outro dia, até que ele a aprenda. Com o tempo, os pequenos conseguem tolerar o desconforto de "tentar" por mais tempo e começam até mesmo a desfrutar disso, pois sabem que esses momentos desconfortáveis são apenas parte de um ciclo maior de maestria. A segurança de saber que consegue tolerar o desconforto de enfrentar obstáculos é peça fundamental da resiliência em desenvolvimento. Nosso bebê sortudo tem uma mãe que o **ama incondicionalmente**, estando ele alegre ou não. Ela o observa explorar e conhecer o mundo, e se sente influenciada por ele. Quando intervém, é porque percebe que ele precisa de uma ajudinha, não por causa de sua ansiedade ou da necessidade de que ele deve alcançar algo. Ela sente essas coisas? Claro que sim, ela é mãe! Mas sabe que são suas próprias necessidades, não as dela, então dá a volta por cima sem agir.

Esse bebê está curtindo o próprio ritmo de aprendizado, que consiste na experiência direta. Ele faz explorações, utilizando todos os sentidos. Aprende coisas novas, começando por mexer o próprio corpo. Desenvolve a capacidade de se concentrar conforme pega o chocalho e, por fim, diverte-se com ele. Aprende sobre causa e efeito ao deixar cair a colher diversas vezes da cadeira alta. Como os pais permitem que o bebê explore e vivencie a brincadeira de forma independente, com **respeito** e sem interferência, à medida que compartilham o prazer dele ao descobrir algo, o bebê começa a desfrutar do processo de maestria. Também está preparando a base para um QI alto.

Bebês não precisam de estímulos artificiais, como DVDs e brinquedos eletrônicos, para desenvolver cérebros inteligentes. Na realidade, bebês que costumam assistir a DVDs ficam para trás nas aptidões orais. Alguns pesquisadores teorizam que bebês que passam muito tempo diante da tela apresentam, na realidade, atraso no desenvolvimento cerebral, uma vez que estão sendo superestimulados. Outros acreditam que isso simplesmente faz com que tenham menos tempo para interações humanas, que é por meio das quais realmente aprendem algo. Bebês são feitos para aprender um idioma, não para ficar em frente a uma tela, envolvendo-se com pessoas que falam diretamente com eles. Pesquisas têm demonstrado que o que consolida uma conexão na mente dos bebês são os momentos de descoberta, quando estão em contato com outras pessoas. "Ah, FOI ISSO que o papai quis dizer com PARA CIMA!". Maestria não significa apenas aprender um mundo de coisas ou até controlar a nós mesmos, mas também a interação humana complexa, ou seja, pedir ajuda, conseguir um sorriso, compartilhar a empolgação por causa de um brinquedo.

O que os pais podem fazer em vez de dar DVDs e *flashcards* para seus bebês, de modo que estes possam dar uma guinada no aprendizado e preparar as bases para dominá-lo?

- **Crie ambientes seguros para os bebês a fim de diminuir o uso de "nãos".** Queremos que nossos bebês aprendam que a lata de lixo está fora de seus limites – e eles vão mexer. Mas não o farão por muito um tempo. Enquanto isso, o bebê precisa explorar fisicamente – esse é seu trabalho, e é essencial para o cérebro em desenvolvimento –, então, assegurar que tenha um local seguro de exploração oferece a ele suporte necessário para o aprendizado.
- **Observar com respeito.** Escute o que o bebê está lhe dizendo. Sim, ele ainda não consegue falar sua língua, mas os bebês têm a habilidade de ser compreendidos, se prestarmos atenção.
- **Não corra para ensinar. Em vez disso, permita que seu filho aprenda com a vivência.** Como o psicólogo em desenvolvimento Jean Piaget observou: "Toda vez que ensinamos algo a uma criança, estamos fazendo com que ela não invente algo sozinha".
- **Responda com suporte direcionado.** Isso talvez signifique que você tenha que pegar o bebê no colo. Ou que tenha que dizer algo para que saiba que você está ali; ou contar uma história sobre o que

está acontecendo com ele: "Você está mexendo no celular... quase consegue alcançar o pato azul".

- **Ajude o bebê a desenvolver senso de segurança emergente.** Por exemplo, à medida que os bebês começam a se movimentar, a maioria vai até a escada ou a beira da cama para espiar, mas não engatinha. Em vez de pegar o bebê correndo para evitar um acidente, podemos observá-lo para que não se machuque de verdade enquanto explora tudo. Bebês que se sentem "no controle" da própria segurança aprendem mais rápido a se manter seguros.
- **Jamais interrompa um bebê feliz envolvido em algo.** OK, algumas vezes você terá que fazer isso. Mas, no geral, quando um bebê ou uma criança estão focados em algo, estão trabalhando. Interrompê-los é falta de respeito, pois dá a ideia de que o que estavam fazendo não era importante. Faz com que não resolvam determinado problema, pelo menos por ora, e ainda mais importante, interfere na concentração. Além disso, você não gostaria de aproveitar esse período para fazer outra coisa?

Quando seu filho completar 1 ano, já terá chegado a muitas conclusões de seus experimentos no mundo. Será que o mundo é fascinante e um lugar seguro para explorar? Ele tem capacidade de responder a qualquer situação de modo eficaz? Será que conseguirá auxílio quando precisar? As respostas a essas perguntas fornecem a base para sua busca por aprendizagem, que está em desenvolvimento.

Como é o aprendizado conforme seu bebê passa pelo primeiro ano de vida e começa a dar os primeiros passos? Vamos descobrir.

Crianças pequenas (13 a 36 meses) fazer sozinho: desenvolvendo aptidões de resposta

Tudo em uma criança pequena é orientado à maestria: aprender, entender como as coisas funcionam, ver o resultado que se pode ter no mundo.

Como nossas ferramentas de amor incondicional, respeito e andaime ajudam a criança pequena a dominar a vida diária?

Amor incondicional

Em função de crianças pequenas não terem muitas informações sobre os verdadeiros perigos do mundo, precisam de supervisão e orientações constantes. Todavia, como força cria resistência, toda vez que escolhemos utilizar nossas vantagens físicas para controlar crianças pequenas, criamos uma criança menos cooperativa. Infelizmente, também criamos uma criança que vê o "controle" externo a ela, então é menos provável que se veja como "responsável", o que sabota a disciplina interior de que ela precisa para a maestria. Nos capítulos sobre inteligência emocional e disciplina, conversamos sobre incentivar o desenvolvimento de disciplina interna, conectado ao amor incondicional, enquanto estipulamos limites. A mesma abordagem estimula o desenvolvimento do aprendizado. Então, quando nossa criança pequena tenta fugir de nós no estacionamento, temos que nos lembrar de que não está sendo desafiadora, apenas não entende o perigo e quer ter autonomia para correr. Podemos deixá-la correr em um parque próximo antes de fazermos as compras ou pedir a ela que nos ajude a empurrar o carrinho de compras pelo estacionamento.

Respeito

Respeito significa ceder o controle quando pudermos. Quando nossa criança pequena está tendo dificuldade de se vestir sozinha, ficamos ao seu lado prontos para estimulá-la, oferecer-lhe sugestões ou ajudá-la se for preciso, mas não a interrompemos para fazer a tarefa por ela. Respeito significa que, apesar de apreciarmos o aprendizado rápido e as tentativas de domínio, não forçamos nosso filho a mostrar as suas conquistas.

Andaime

Andaime para uma criança pequena inclui:

1. *Dar o exemplo* ("Fazemos carinho assim no cachorro, de MODO GENTIL.").

2. *Oferecer ferramentas* ("Pode subir neste banquinho para lavar as mãos na pia.").

3. *Sequenciar* ("Quando chegarmos em casa, vamos almoçar e depois será a hora do soninho.").

4. *Ajudar no controle emocional* ("Temos que esperar sua vez no escorregador; vou ficar em pé com você e ajudá-lo a esperar.").

5. *Reforçar lembretes* ("As bolas devem ser jogadas LÁ FORA.").

6. *Incentivar* ("Você está empurrando aquela porta pesada tão forte... quase conseguiu!").

Vamos pensar em como essas ferramentas funcionam no cotidiano do seu filho. Os pais de David sabem que crianças pequenas precisam se movimentar, então criaram um espaço seguro em casa, com leve inclinação, para brincar com ele. Apesar de morarem em apartamento, o pai, que fica em casa com ele três vezes na semana, leva-o a um parquinho próximo todos os dias, para que possa correr, balançar e escalar o máximo que conseguir. Papai quer estimular a curiosidade e o amor pelo aprendizado no filho, então oferece várias oportunidades para que David abra e feche, cave e enterre, jogue e espirre água, arrume e empurre. Pode ser meio frustrante ter que guardar todas as panelas e potes plásticos no armário todos os dias, mas papai quer que o filho aprenda a pensar além, então sente orgulho em conseguir dizer "não o mínimo possível, até mesmo enquanto orienta o filho e o mantém seguro.

Os pais de David oferecem um andaime em forma de orientações pacientes, repetitivas e detalhadas, para todas as rotinas e regras que o filho precisa aprender. A mãe também *controla os próprios impulsos*, para que possa simplesmente desfrutar dos esforços do filho. Portanto, ela se preparou para morder a língua ou conter as mãos para evitar controlar a situação quando o filho está tentando compreender algo ou aprender uma nova habilidade. Em vez de interferir, senta-se perto dele, observa-o, mostra interesse, e reconhece seus esforços, em forma de incentivo, quando ele a olha pedindo ajuda. Quando não consegue colocar o cilindro no bloco de montar, por exemplo, talvez ela fale: "Não cabe neste buraco... hmmmm...". Quando ele começar a tentar os outros buracos e descobrir, com alegria, qual deles é o correto, a mãe compartilhará da sua empolgação.

Por que estar presente? Se ela está "fazendo" algo, por que não pode ficar em outro ambiente lavando os pratos ou apenas próxima ao filho na brinquedoteca, ou no computador? Às vezes, não tem problema. Crianças pequenas não precisam de interação 24 horas por dia. Aprender a focar no trabalho deles, perto de nós, mas sem interagir conosco ,é uma importante tarefa de desenvolvimento. No entanto, essa mãe ESTÁ fazendo algo; está emprestando a sua força para o filho. Em especial quando a criança está fazendo algo que exige autocontrole da frustração ("Isso não vai servir!"), é bom ter uma presença tranquilizadora e solidária dizendo que aquilo não é emergência, que podemos confiar que o problema será resolvido. Se a criança quiser nossa ajuda, há algum problema em ele pedir: "Hmmm... não vai servir... será que cabe nos outros buracos?". Não, é claro que não. Mas pense nas vezes em que você resolveu um quebra-cabeça sozinho *versus* as vezes em que alguém o ajudou. O aprendizado, o senso de satisfação e segurança, tudo importa quando você faz tudo sozinho. Então, é claro que vamos ajudar a criança quando ela precisar, mas vamos ajudá-la o mínimo possível, para que possa dar o próximo passo sozinha.

Como todas as crianças pequenas, David está aprendendo a maestria quando insiste furiosamente que "consegue fazer sozinho!". Haverá dias em que provocará para ver quanto poder e "capacidade de resposta" tem ao responder NÃO! a quase todas as perguntas. Testa frequentemente, para ter certeza de que os limites são sólidos, olhando de maneira direta para os pais, fazendo algo que havia sido proibido antes. Quando está cansado, às vezes as emoções tomam conta do córtex frontal, que ainda está em desenvolvimento, e ele se joga no chão lamentando as frustrações. Mas, à medida que aprende mais palavras, torna-se mais apto a utilizá-las para compreender e comunicar sua experiência, e isso lhe possibilita controlar as emoções com mais frequência. Como os pais de David oferecem ajuda constante e personalizada e respeitam suas preferências, oferecendo-lhe, ao mesmo tempo, empatia, quando devem estipular limites, David se convence de que sua mãe e seu pai estão do seu lado. Portanto, não tenta resistir aos pais, como fazem muitas crianças, então consegue desenvolver estratégias mais eficazes constantemente, para se autodominar e dominar o mundo. Está seguro de sua habilidade em responder ao que surge e sabe que pode confiar nos pais para ajudá-lo. David está caminhando para se tornar mestre.

Crianças pré-escolares (3 a 5 anos) autoaprendizagem por meio da resolução de problemas

Um estudo sobre desenvolvimento infantil, desenvolvido por Walter Mischel, em Stanford, descobriu que, quando damos às crianças a opção de escolha entre um ou dois biscoitos, elas sempre acabam escolhendo dois. Por isso, Mischel disse às crianças em seus estudos: "Aqui estão alguns biscoitos que vocês podem pegar. Preciso sair da sala por alguns instantes. Se não comerem esses biscoitos enquanto eu não estiver aqui, darei mais biscoitos a vocês quando voltar. Mas, se não conseguirem resistir e comerem esses, não haverá problema, mas não ganharão outros. Se conseguirem esperar, na volta lhes darei mais biscoitos além desses".

Quase todas as crianças comeram os biscoitos quando o pesquisador saiu da sala. Não conseguiram esperar, não importando quão quisessem mais biscoitos, e pela mesma razão não conseguiram seguir sempre as regras estabelecidas em casa. Pode ser que quisessem muito, mas o cérebro ainda não havia se desenvolvido o bastante para fazê-las conseguir controlar os impulsos ou até conquistar um objetivo importante.

Mesmo quando entram na pré-escola, 70% das crianças não conseguem controlar suficientemente o impulso para não comer o primeiro biscoito, não importa quão queiram comer o segundo. Mas David, nossa criança de alta maestria, cresceu e se tornou um dos 30% das crianças em idade pré-escolar que conseguem esperar. Todas essas experiências dominando a atenção e as emoções lhe possibilitaram praticar o autocontrole. Ele sabe como se esforçar para buscar aquilo que deseja. E muitas experiências relacionadas à resolução de problemas lhe ensinaram algumas estratégias úteis. Por isso, quando o pesquisador saiu da sala, David se distraiu. Depois de dar uma longa olhada no biscoito, deixou a mesa, pegou o brinquedo mais interessante da prateleira e se focou totalmente nele. David controlou os próprios impulsos com sucesso e evitou comer o primeiro biscoito enquanto o Mischel saiu da sala. Quando o pesquisador voltou, David ganhou o segundo biscoito que queria.

Admito que, quando ouvi pela primeira vez sobre esse experimento, achei-o meio cruel e fiquei pensando no porquê damos tanta importância a ele. Afinal, e se a criança não QUISER mais biscoitos? Quem se importa se conseguem resistir em comer o primeiro? Mas quase todas as crianças pequenas dizem querer comer o segundo biscoito, então a questão se torna saber se a criança consegue controlar os impulsos para conquistar suas metas. Esse experimento é útil porque nos mostra se a criança desenvolveu o córtex frontal racional o bastante para controlar as emoções, a ansiedade e as reações impulsivas. Esta enorme conquista é indicativo do autocontrole emergente da criança, o que, por sua vez, permite que domine o mundo. Estudos mostram que crianças de 4 anos que conseguem se controlar o bastante para não comer o biscoito se saem melhor na escola, interagem melhor com os amigos e são consideradas mais cooperativas pelos pais. Conseguem se concentrar mais, fugir de distrações. À medida que crescem, são mais competentes, seguras e felizes. Até conseguem média mais alta no vestibular, o que não é de surpreender, uma vez que são alunos com desenvolvimento superior e conseguem controlar melhor a ansiedade. É fácil notar a razão de o controle dos impulsos ajudar as crianças a se tornar mais responsáveis e comportadas. Pelo fato de conseguirem controlar as emoções, conseguem controlar o comportamento.

Quase todas as crianças acabam desenvolvendo a habilidade de resistir ao primeiro biscoito à medida que o córtex frontal consolida as vias neurais para acalmar a ansiedade e controlar as emoções, o que foi abordado no capítulo sobre QE. Pais auxiliam suas crianças a alcançar esta fase de maturidade um pouco mais rápido toda vez que aliviam a ansiedade e refletem sobre os sentimentos. Mas esta habilidade de autocontrole também é desenvolvida como resultado da experiência crescente da criança em resolver problemas, conforme tenta dominar o mundo exterior. Crianças que conseguem não comer o biscoito são proficientes em focar a atenção em outra coisa. Vamos observar como pais de crianças da pré-escola podem utilizar nossas ferramentas de andaime para ajudar o filho a se tornar um solucionador de problemas emergentes.

1. *Dando exemplo.* "Estou tentando entender para o que serve esta chave. Quer me ajudar testando-a nas portas da frente e de trás?"

2. *Oferecendo ferramentas e estratégias.* "Quando duas pessoas compartilham um pedaço de bolo, como podemos fazer para que a divisão seja justa? O que acha de Jenna dividi-lo em dois e Jacob decidir quem fica com qual pedaço?"

3. *Sequenciando.* "Quando chegarmos à escola, vou ler uma história para você. Em seguida, vamos nos encontrar com seu amigo Christopher e você vai poder brincar no pátio da escola com ele quando eu me despedir."

4. *Fornecendo apoio para o controle emocional.* "Você está muito frustrado com isso. Venha aqui, vou segurar esse lado, para que possa colocar o outro lado no lugar certo."

5. *Lembretes.* "Sempre limpamos o que sujamos. Venha, vamos pegar os papéis-toalha, eu ajudo você."

6. *Incentivo.* "Pode ser frustrante pôr os sapatos sozinho... Amo como continua tentando e nunca desiste!"

Todas essas práticas de andaime, introduzidas primeiro com as crianças pequenas, continuam sendo essenciais para ajudar as crianças em idade pré-escolar a dominar o mundo. Mas crianças nessa fase também precisam de incentivo para praticar a resolução de problemas em nível mais elevado. Isso requer que nós, como pais, deixemos um pouco o controle de lado e incentivemos cada tendência em direção à independência. Por exemplo, Ethan, de 3 anos, quer um copo com água. Os pais colocaram um banquinho na cozinha e copos plásticos para que Ethan possa tomar água quando quiser. Não é um processo fácil para o garoto, que ainda precisa se lembrar de como se abre a torneira, mas ele se diverte com a resolução do problema, necessária para que consiga beber a água. Às vezes ele espirra um pouco de água? Sim, mas é um preço baixo a se pagar para ter um filho mais independente e para você não precisar "servi-lo" toda vez que está com sede. Ethan está aprendendo até a limpar a própria sujeira!

Do mesmo modo, os pais de Haley estão dizendo que ela pode "ficar no controle" das próprias roupas. Deixam apenas as roupas "da estação" nas gavetas, para que a filha de 4 anos possa escolher quais delas vai usar. As estampas xadrez e florais não combinam? É claro que não. Mas os pais não estão apenas evitando brigas de poder e concedendo um pouco de autonomia à filha de 4 anos; Haley também está aprendendo a perceber com quais roupas se sente bem e como vesti-las.

Kira quer usar o vestido vermelho, mas a mãe o pendurou no armário, em um local que ela não alcança. "Você consegue descobrir como pegá-lo sozinha?" – a mãe pergunta a Kira. A destemida criança de 4 anos põe o banquinho do banheiro perto do armário e sobe nele. Consegue tocar o vestido, mas não tirá-lo do cabide. Sem medo, Kira arrasta a cadeira da mesa da mãe até o armário e sobe nela. Vitória! Kira continua tentando a aprender diferentes estratégias, até encontrar uma que funcione, o que é domínio fundamental.

Como você já percebeu o domínio acaba fazendo com que, constantemente, os pais tenham paciência de recuar e deixar a criança "fazer sozinha", mesmo que isso demore duas vezes mais. Mas os pais também podem ensinar diretamente habilidades de domínio. A mãe de Cameron, de 3 anos, quer ajudá-lo a aprender a controlar mais os impulsos, então propõe a ele atividades divertidas para que possa praticar o autocontrole, como "Estátua" e "Mãe da Rua". Quando James fica triste porque sua torre caiu, o pai o ajuda tentando criar uma base maior para apoiar a torre mais alta. A mãe de Emma a ajuda a pensar em alternativas quando precisa escolher entre a festa de aniversário de uma amiga e o recital da irmã mais velha.

Como esse auxílio constrói o domínio? O processo de maestria depende de nossa habilidade em avaliar problemas, analisar abordagens, buscar soluções e controlar nossos impulsos e emoções por meio das frustrações. Desde as tentativas de uma criança de 3 anos de construir uma torre alta, de uma de 4 anos de negociar com os colegas sobre qual jogo brincar no computador, até uma de 5 anos, crianças em idade pré-escolar devem se controlar se quiserem dominar o próprio mundo.

Aos 6 anos, o cérebro humano dá outro salto, à medida que o hemisfério esquerdo assume o controle, e as crianças entram na fase da maestria.

Crianças do ensino fundamental (6 a 9 anos) explorar paixões

> *"O meio da infância... é um período de grande criatividade e ambição cognitiva, quando o cérebro está quase totalmente desenvolvido e consegue se concentrar em organizar, amplificar e tomar nota das centenas de bilhões de conexões sinápticas que permitem que suas células... se comuniquem."*
>
> *– Natalie Angier.*

Por volta dos 6 anos, as glândulas suprarrenais começam a inundar o cérebro de DHEA e outros hormônios, sinalizando o início da pré-puberdade, também conhecido como meia infância. As mudanças que acompanham o cérebro estão associadas ao grande avanço da racionalidade, incluindo a capacidade de ignorar impulsos emocionais, planejar e avaliar consequências. Essas capacidades continuarão amadurecendo durante a fase pré-adulta, mas a criança de 6 anos, quando comparada a seu "eu" mais jovem, é notavelmente mais capaz de utilizar o pensamento racional para se controlar. Apesar de o cérebro ter parado de crescer, o sistema neural mantém a elasticidade e ajusta-se ao aprendizado de todos os tipos, como leitura, Matemática, idiomas, aptidões físicas, música, valores ou hábitos. À medida que o cérebro muda do crescimento para a própria organização, as crianças adquirem autocontrole e determinação necessários para batalhar pelas metas importantes para elas. Embora seus interesses vão evoluir e mudar durante a adolescência, a segurança em explorar e dominar essas paixões começa a tomar forma. Essa também é a fase em que as crianças experimentam a alegria da contribuição e da autonomia à medida que assumem responsabilidades e autocuidado adequados à sua faixa etária. Dos 5 aos 9 anos, começam a se ver capazes de dominar.

Vamos observar como os pais podem evoluir as práticas de andaime utilizadas desde a época dos bebês para incentivar o desenvolvimento do domínio em crianças que vão para o ensino fundamental.

1. Dando exemplo

O autocontrole emocional e os "como fazer" que você tem dado como exemplos durante todo o percurso se tornam mais complicados agora, à medida que ensina a seu filho habilidades mais complexas, desde recusar um convite até como realizar tarefas domésticas.

É também um ótimo período para começar a transmitir valores com consciência e do modo mais explícito possível: "Fiquei um pouco enciumado com o fato de outro pai ser o técnico de futebol e eu apenas o técnico assistente, mas sei brincar, então vou lhe dar os parabéns sinceros. Como valorizo desempenhar um bom trabalho em qualquer posição em que esteja, não vejo a hora de poder ajudar durante o treino do melhor modo possível".

Qual a relação dos valores com o aprendizado? Os valores formam nossa visão do mundo e como agimos em relação a ele. Incluem tanto o que é importante para nós, como ensinamentos espirituais, quanto o que pensamos ser importante, como a honestidade. Alguns valores, como amor por aprender, ouvir nosso eu interior, esforçar-se, persistir, ser curioso e divertido, contribuem diretamente para o desenvolvimento do aprendizado. Nossos filhos aprendem valores observando o que fazemos e tirando conclusões sobre o que julgamos ser importante na vida. Independentemente do que ensinamos a nosso filho com consciência, ele vai entender e moldar seus valores com base no que nos vê fazendo. Se você disser que futebol é algo divertido, de habilidades, exercícios e trabalho em equipe (todas as marcas do aprendizado), mas quiser saber primeiro quem ganhou o jogo, seu pupilo vai aprender que vencer é o que realmente importa.

2. Oferecendo ferramentas e estratégias

A autodisciplina, possibilitada pelo cérebro na meia infância, faz com que esse período seja o ideal para ajudar as crianças a desenvolver hábitos e estratégias úteis para o resto da vida. Pense em termos de rotina – fazer a lição de casa e escrever bilhetes de agradecimento – e modo de ser – como persistir ao se deparar com uma dificuldade, explorar com curiosidade e interpretar o mundo de modo otimista. Todos esses hábitos contribuem para o aprendizado.

3. Sequenciando

"Primeiro o lanche, depois a lição de casa e DEPOIS você pode brincar lá fora, como todos os outros dias. Sempre terminamos nosso trabalho antes de brincar." Além de ajudar as crianças a aprender a ter autocontrole e estabelecer hábitos produtivos, sequenciar as ajuda a desenvolver as aptidões da "função executiva" de planejar, permanecer organizado, ir em frente e concluir uma tarefa seguindo alguns padrões. Algumas pessoas nascem com mais aptidões nessas áreas, mas ter uma rotina e outras formas de sequenciamento auxiliam as crianças a aperfeiçoar essa capacidade.

4. Suporte para controle emocional

À medida que as crianças chegam ao ensino fundamental, as birras costumam ficar para trás, mas podemos ajudá-las a aprimorar o autocontrole. Pense em como isso pode funcionar com Zack, que está iniciando o segundo ano e começa a achar a lição de casa mais desafiadora. Ele resiste em se sentar para fazê-la e muitas vezes acaba gritando ou chorando. Alguns especialistas recomendam que os pais simplesmente abram mão dessa luta de poder, dando à criança a responsabilidade de concluir as atribuições que lhe foram dadas. Mas os pais de Zack percebem que ele precisa de ajuda para controlar os sentimentos que estão lhe causando as explosões de raiva, antes de se concentrar nos estudos. Deixá-lo sozinho apenas faria com que se sentisse sem apoio. Utilizando as ferramentas de treinamento das emoções do capítulo de QE, os pais aumentam a conexão com ele por meio das brincadeiras ao longo do fim de semana, de modo a fortalecer a confiança que Zack tem neles. Depois, na segunda-feira, quando o pai sugere a Zack, várias vezes antes, que comece a lição de casa e o garoto resiste, o pai inicia uma "guerra" com ele de modo divertido: "Venha aqui, menino, você nunca faz a lição de casa! Vamos conversar sobre isso!". Por fim, o pai olha nos olhos do pupilo com gentileza, mas também com firmeza, e de um modo gentil, mas firme, anuncia: "Está bem, Zack. Acabou a brincadeira. É hora de se sentar e começar a lição de casa". Zack começa a chorar. O pai fica a seu lado enquanto Zack grita que é bobagem fazer lição de casa, que a professora e o seu pai são burros. Quando Zack se debate contra ele, o pai diz: "Pare, amiguinho, não quero essas mãozinhas descontroladas perto do meu rosto. Olhe, vou manter minhas mãos para cima, para que possa bater nelas". Enquanto Zack protesta: "não QUERO suas mãos!", luta para empurrá-las contra o pai. Por fim, Zack se joga no colo do pai, soluçando. Após cinco minutos, olha para cima. "Pai, não consigo fazer aquela lição de casa. Sou burro!"

Se Zack precisa de óculos ou de alguma ajuda extra para aprender a ler, o problema da lição de casa está prestes a ser resolvido. Mais importante ainda, Zack aprendeu a enfrentar as emoções que às vezes bloqueiam o progresso da criança. Com o passar do tempo, vai se sentir confortável o bastante com seus sentimentos e conseguirá passar por cima deles para confrontar o medo. É essencial que enfrentemos nossos medos para resolvermos nossos problemas e ganharmos a segurança emocional essencial ao aprendizado.

5. Lembretes

Como agora nós percebemos que nossos filhos são capazes de muito mais, esperamos mais. Com isso, muitas vezes, ficamos frustrados com a necessidade contínua de lembretes. É importante ter em mente que não há motivo para que nosso filho compartilhe nossas prioridades. SABEMOS que os dentes precisam ser escovados todos os dias, mas em certo momento a agenda dele vai ter dez prioridades concorrentes e mais atraentes que parecerão a ele mais urgentes. Se você tem um filho que desenvolve hábitos fortes com facilidade, talvez não tenha que lembrá-lo sobre hábitos rotineiros, como escovar os dentes ou guardar o casaco, mas perceberá que é menos flexível em relação às mudanças. E a maioria das crianças? Precisam de lembretes pacientes durante bom tempo, até que seus hábitos se consolidem. Como isso faz parte do seu trabalho, talvez consiga um modo de aceitar e curtir tudo isso, em vez de se ressentir.

6. Incentivo

Fazer comentários úteis torna-se cada vez mais complexo à medida que as crianças começam a desenvolver a inteligência. Analise como a maioria de nós responderia a essa pergunta comum de uma menina de 6 anos.

Zoe: "Mãe, olha! Você gostou do meu desenho?"

Mãe: "Amei seu desenho!"

Zoe: "Você gostou? Gostou das minhas árvores?"

Mãe: "São lindas!"

Zoe: (estudando as árvores) "Acho que... É uma floresta de bruxas."

Mãe: "Que legal."

Zoe: "Podemos pendurá-lo?"

Mãe: "É claro, depois que eu terminar de cozinhar."

Zoe: "Está bem... vou fazer outro."

Zoe passa dois minutos fazendo uma versão menos elaborada do primeiro desenho.

Zoe: "Mãe, olha! O que acha deste?"

Mãe: "Que lindo!"

Zoe: (analisando o desenho, triste) "Não gostei deste... Não ficou bom."

Mãe: "É claro que ficou! Não diga isso!"

Zoe: "Sou uma boa artista?"

Mãe: "É claro, querida, você é uma ótima artista! Quer continuar desenhando enquanto termino o jantar?"

Zoe: "Não... cansei de desenhar. Estou entediada. Posso assistir à televisão?"

A mãe de Zoe está se esforçando para elogiar a filha e lhe fazer comentários positivos. Mas o que Zoe aprendeu? Que, toda vez que termina um desenho e o mostra à mãe, recebe um elogio, mas este não é necessariamente em relação ao seu trabalho. Que ela não confia no próprio julgamento e, embora a mãe tenha boas intenções, vai decidir se o trabalho é bom o bastante. Que a mãe está muito distraída para falar sobre seu mundo interior (neste caso, a floresta de bruxas), o qual a inspira ou a deixa preocupada. Que, embora tenha dúvidas sobre as árvores, a mãe a considera uma ótima artista – talvez a mãe não saiba o bastante para ajudá-la? Que a mãe sabe, em segredo, que ela não consegue desenhar árvores e não sabe como poderia aprender, então talvez seja melhor nem tentar, o que evidenciaria muito mais sua incapacidade. A pressão para manter a reputação de "boa artista" já está sabotando o interesse por desenhar. A mãe de Zoe, é claro, está fazendo o que a maioria de nós faria, ou seja, esforçando-se para incentivar a filha. Tem orgulho do talento natural da menina, que realmente parece incomum. Ficaria arrasada se descobrisse que está minando o interesse emergente da filha pela arte. Infelizmente, crianças que não se sentem seguras em relação ao aprendizado começam a evitar a exploração ou a prática de algo e acabam buscando consolo em coisas superficiais (e menos gratificantes), como equipamentos eletrônicos, parar de desenhar para assistir à televisão.

Vamos fazer uma comparação utilizando comentários mais atenciosos da mãe de Grace.

Grace: "Mãe, olha! Você gostou do meu desenho?"

Mãe: "Percebi que você demorou um tempão fazendo esse desenho! Conte-me mais sobre ele."

Grace: "É uma floresta onde vive uma bruxa."

Mãe: "Uau!"

Grace: "Ela é uma bruxa má, mas, se continuar no caminho, ela não consegue te pegar."

Mãe: "Então tem como se manter seguro na floresta?"

Grace: "Sim, olha, aqui está o caminho."

Mãe: "Que alívio. A bruxa é assustadora?"

Grace: "É claro que sim, ela é uma bruxa. Você gostou?"

Mãe: "Amei vê-la fazendo isso, porque estava tão concentrada e parecia estar gostando. VOCÊ gostou?"

Grace: "Gosto do caminho. É fácil segui-lo e se manter seguro. Mas as árvores não parecem estar corretas. Só fiz as partes de cima, redondas. É difícil desenhar árvores."

Mãe: "É... pode ser difícil desenhar árvores... muitos artistas passam a vida toda praticando as árvores. Podemos ver algumas na próxima vez que formos a um museu de arte, pode ser? Podemos observar a forma que vários artistas as desenham. Mas você pode desenhá-las do jeito que quiser. E pode tentar formas diferentes."

Grace: "Está bem. Vou fazer um desenho novo e praticar minhas árvores."

Mãe: (sorrindo) "Adoro ver como continua praticando as coisas em que quer se sair bem!"

O que Grace aprendeu? Que a mãe valoriza quando ela "se concentra muito" e gosta de trabalhar em algo. Que a mãe está interessada nas bruxas do seu mundo interior e valoriza o trabalho que faz, mas que é ELA quem deve avaliar isso. Que até mesmo adultos capacitados praticam. Que seu trabalho tem alguma relação com o exposto em museus. Que pode tentar de várias maneiras e fazer as coisas do jeito que quiser. Que pode escolher se quer praticar mais, e isso vai lhe trazer os resultados que deseja no trabalho. Que pode tirar proveito de compartilhar a vida interior por meio do processo criativo. Grace está acessando seus dons individuais, aprimorando-os e curtindo o processo de compartilhá-los com o mundo. Está se saindo bem na trajetória para desenvolver a maestria.

FUNDAMENTOS BÁSICOS DA MAESTRIA

"Uma pessoa é uma pessoa, não importa quão pequena seja."
– Dr. Seuss.

Incentivando a maestria

As crianças se sentem motivadas em desenvolver a maestria quando vivenciam o prazer de se dedicar a um interesse e superar os desafios inerentes a ele. Além de respeito, amor incondicional e andaime, como você pode ajudar seu filho a descobrir o prazer da maestria?

- **Assegure o valor da alegria pelo seu próprio bem.** Primeiro, maestria não se trata de conquista. Trata-se de curtir a exploração e o aprendizado, o que dá à criança motivação para continuar praticando o suficiente até dominar algo. Um trabalho penoso acaba com a alegria que as crianças necessitam para desenvolver a maestria. Se a criança ama natação, deixe-a nadar, apoie-a a fazer natação, mas não invista tanto em treinamento para as Olimpíadas, caso contrário você vai tirar toda a graça disso. Siga o comando dela.
- **Assegure a habilidade da criança de causar impacto no mundo.** A sensação de poder fundamental para a maestria deriva da própria experiência da criança em ter algum impacto no mundo. *"Se subir no banquinho, consigo acender a luz e iluminar o ambiente!"* Todas as crianças vivenciarão limites sensatos em relação ao poder que possuem (*"Não consigo fazer a chuva parar, e a mamãe também não"*), mas, quanto mais oportunidades seu filho tiver de fazer a diferença no mundo, mais verá que tem capacidade para isso.
- **Ajude a criança a se tornar segura enfrentando desafios controláveis** e tendo você como respaldo. Saber que você está lá a deixa mais segura. Se fizer determinada coisa para ela ou intervir para mostrar-lhe como fazer, estará insinuando que a criança não é capaz o bastante de fazer o que precisa ser feito do jeito certo. Não se preocupe se ela faz corretamente; se fizer tudo hoje, ficará tão empolgada que vai querer continuar praticando para que consiga fazer ainda melhor no futuro.
- **Elogie esforços, não resultados.** *"Uau! Você não desistiu!"* ou *"Você quase conseguiu!"* É claro que o "produto" da criança não ficará perfeito. Ela é apenas uma criança. E, mesmo se estiver ótimo, o ponto nunca é o produto – você vai querer que ela não se esforce quando tiver 6 ou 16 anos. A meta é que ela continue tentando, praticando,

se aperfeiçoando e aprendendo que trabalho árduo é muito recompensador para a própria satisfação.

- **Ensine autoincentivo.** De acordo com Peggy O'Mara da Revista *Mothering*: "O modo como conversamos com nosso filho se tornará sua voz interior". Utilize mantras para incentivá-lo quando as coisas ficarem complicadas. *"A prática leva à perfeição!"*, *"Se você não conseguir, tente mais uma vez!"* e *"Acho que consigo, acho que consigo!"* são ditados populares que nos ajudam muito porque são úteis quando estamos frustrados. Quando seu filho pisa na bola, precisa daquela voz de conforto interno para encorajá-lo e motivá-lo. Caso contrário, a voz crítica e maldosa dá uma passo à frente, acionada pela decepção. Esse tipo de conversa interior tem se mostrado útil para aperfeiçoar nossa habilidade de dominar tarefas difíceis, diferentemente de comentários autodepreciativos que a maioria de nós faz sem perceber.
- **Apoie a criança a descobrir as próprias paixões.** Como o restante de nós, as crianças se motivam mais ao buscar algo que é importante para elas que algo criado para elas. E descobrem suas paixões por meio da exploração autodirecionada, que, para os adultos, é bem similar a gastar tempo. Suas paixões mudarão com o tempo, mas sempre merecerão respeito. É o trabalho delas.

Como as crianças desenvolvem a resiliência

Em gerações passadas, os pais normalmente recebiam conselhos de não se envolver e deixar os filhos seguir o próprio caminho, em vez de os "proteger". A abordagem de afundar ou nadar incentivava muitas crianças a nadar cachorrinho, mas duvido que um quase afogamento dá a qualquer pessoa a diversão de que precisa para desenvolver a maestria de ser nadador profissional.

Por outro lado, o impulso de pais mais atenciosos, no sentido de "correr e consertar" pode fazer com que as crianças não vivenciem a experiência da dor, bem como pode impedi-los de conseguir a desenvoltura necessária para a maestria.

Qual é o meio-termo que facilita a resiliência?

- **Aprecie o valor do esforço como experiência de aprendizagem.** Esforçar-se não tem nenhum lado negativo. É assim que desenvolvemos as habilidades de domínio e segurança para enfrentar o próximo obstáculo.
- **Não recrimine a criança por ter falhado.** Ofereça um "andaime" para ajudá-la a se sair bem. Você deve intervir quando perceber que ela vai fracassar ou deve "deixá-la aprender uma lição"? É sempre uma escolha difícil. Resgatar as crianças pode fazer com que não aprendam lições importantes. Mas crianças que veem os pais ao lado, sem agir, deixando-as errar entendem que não estão sendo amadas. Em vez de aprender a lição de que deveriam ter ensaiado mais para tocar o clarinete ou lido as instruções para montar o *kit* de ciências, aprendem que não são espertas o bastante, talentosas o bastante, boas o bastante – e que os pais não se preocuparam o bastante para ajudá-las a compreender tudo.
- **Apoie a criança, não a "resgate".** Se você fizer o trabalho da Feira de Ciências na noite anterior ao prazo, será pior que ajudar: seu filho não só aprende que você o resgata se não fizer nada como também achará que o julga incompetente. Contudo, se você auxilia, passo a passo, a organizar as ideias e o trabalho, e resiste à vontade de fazer com que o trabalho fique melhor, ele vai complementá-lo, com muito orgulho, e terá aprendido algo sobre como planejar e executar um trabalho difícil.
- **Ajude seu filho a aprender com o fracasso.** Há uma concepção equivocada de que as crianças desenvolvem a resiliência ao fracassar. Na realidade, crianças que costumam falhar com frequência e não veem uma saída para corrigir essa falha estão aprendendo que não podem vencer. As crianças apenas desenvolvem a resiliência quando resistem ao fracasso, o que requer duas percepções: "Sei o que fazer para evitar falhar da próxima vez e sei que posso fazer isso" e "Não importa o que aconteça, posso lidar com isso!".
- **Seja empático quando seu filho vivenciar uma frustração.** Sim, as crianças precisam passar por decepções, tristezas e perceber que o sol vai aparecer no dia seguinte, mas esse processo funciona melhor com

muito apoio dos pais. Essa base sólida de saber que você sempre estará lá é o que possibilita a seu filho se arriscar, se decepcionar e se sair bem; em outras palavras, desenvolver a resiliência.

Fazendo comentários construtivos

Nossos filhos precisam de nossa afirmação positiva constantemente. Às vezes, considero as crianças pequenos contadores Gêiger de energia, analisando nossos humores em busca de um SIM apaixonado para amá-los e protegê-los. Na realidade, como a sobrevivência deles depende de nosso compromisso contínuo, esta é uma apólice de seguro evolutiva.

Mas dizer SIM constantemente a nosso filho e dar a ele amor incondicional não significa elogiá-lo. Na verdade, o modo como costumamos elogiar nossos filhos não tem nada de incondicional. O elogio convencional – "Bom trabalho!... Estou orgulhoso de você!... Bela pintura!" – avalia nosso filho com base em padrões determinados por nós. Estudos mostram que crianças muito elogiadas chegam à conclusão de que seu desempenho está sendo constantemente avaliado. Tornam-se mais inseguras para expressar ideias e opiniões, preocupadas se vão conseguir corresponder às expectativas. Em vez de se sentir orgulhosas por seu comportamento e suas conquistas, acabam procurando por afirmação fora de si mesmas. Elogios minam a alegria de nossas conquistas e nos torna dependentes de auxílio emocional externo.

Ou, ainda pior, o elogio só funciona enquanto você está lá para concedê-lo. Por exemplo, crianças muito elogiadas por compartilhar começam a dividir **menos** quando não observadas, porque aparentemente aprenderam, por meio dos elogios, que ninguém em sã consciência divide algo de boa vontade.

Além disso, sabe-se que recompensar crianças tira delas o prazer das conquistas. Por exemplo, crianças remuneradas por causa das notas deixam de gostar de aprender, mas trabalham numa busca determinada por recompensa financeira, chegando até mesmo ao ponto de vir a roubar. Então, não é surpresa que elogiar, considerando sua força como recompensa, possui efeitos semelhantes. Crianças elogiadas por comer legumes e verduras aprendem que esse tipo de alimento não é gostoso por natureza; crianças elogiadas por ler aprendem que leitura não é gratificante por natureza – em ambos os casos, porque "você precisa ser recompensada por alguma coisa". Então, ironicamente, exagerar nos elogios faz com que o comportamento recompensado tenha menos chance de acontecer!

Mas isso não significa que você não possa apoiar seu filho de maneira positiva, alegre e constante. De fato, seu filho precisa desse apoio para prosperar. O ponto principal é a consideração positiva incondicional – observar seu filho e apoiar suas atividades, ELE e seu amor por ele–, em vez de avaliá-lo com elogio condicional.

Vamos ver como isso funciona na prática, levando em consideração como responderíamos a nosso filho enquanto monta um quebra-cabeça. Pesquisadores descobriram que, se dissermos à criança quão esperta ela é por ter montado o quebra-cabeça, ela deixará de montar outros mais complexos. Afinal, não quer arriscar que você a veja de outra forma. E sabe perfeitamente bem que pessoas espertas são capazes de montar um quebra-cabeça. Então, elogios bem-intencionados podem facilmente criar uma criança que evita situações em que possa parecer que não é inteligente, como aprender coisas novas nas quais terá que trabalhar.

E se em vez de rotular ou avaliar nosso filho nós simplesmente nos conectássemos a ele, usando a empatia e a disposição de estarmos completamente presentes, e ele perceber nossa alegria na relação? O que diríamos?

- "Você realmente gosta de montar esse quebra-cabeça... é o primeiro que pegou hoje de novo." (Seja empático com os sentimentos dele.)
- "Você está tentando todas as peças diferentes para ver qual se encaixa em cada lugar."

(Observe o que ele está fazendo, pois isso vai ajudá-lo a sentir que está sendo observado e valorizado. Neste caso, estamos articulando também a estratégia que o vemos utilizar, o que o ajudará a ter mais consciência do que está fazendo, para que possa avaliar se essa estratégia particular é eficaz.)

- "Adoro montar quebra-cabeça com você!" (Comunique o prazer de desenvolver uma atividade ou projeto com ele.)

• "É chato, não é? Mas você quase conseguiu!"

(Incentivo eficaz. Por outro lado, se mostrarmos a ele como fazer, estaremos insinuando que não consegue decifrar o jogo sozinho, o que diminui autoconfiança.)

• "Você conseguiu! Conseguiu juntar todas as peças! Deve estar tão orgulhoso!"

(Estamos refletindo a alegria da conquista, mas note que não dizemos a ele que estamos orgulhosos dele, pois isso sugeriria que sentir orgulho dele é algo que também poderíamos reter. Em vez disso, nós o empoderamos, reconhecendo que se orgulhar de si mesmo é algo *dele*, algo pelo qual ele pode agir para criar).

E "Você está se esforçando muito para montar esse quebra-cabeça?". Isso é claramente um juízo de valor – estamos permitindo que ele saiba que achamos que é uma boa ideia, principalmente se comentarmos isso com frequência. Você vai perceber que quase toda escolha que fazemos sobre o que dizer a nosso filho comunica sutilmente nossos valores. Por isso, não acho possível sermos completamente objetivos em nossos comentários, nem sei se é uma boa ideia. Afinal, somos guias para nosso filho, e há valores que queremos comunicar. Para mim, gostar de me esforçar e fazer um bom trabalho é um deles.

Na realidade, pesquisas mostram que, quando tecemos comentários sobre os esforços das crianças – *"Você está de fato trabalhando nisso"* –, elas se esforçam mais, gostam mais de fazer a atividade e pedem tarefas mais difíceis. Acho que é porque querem ser bem-sucedidas, como dominar tudo o que encontram. Quando percebem quais comportamentos as tornam mais bem-sucedidas nas atividades escolhidas, é mais provável que optem por se comportar mais daquele jeito.

Mas perceba que estamos deixando nosso filho decidir sozinho, se este é o comportamento que quer repetir; não queremos dizer: "Você é um bom menino por se esforçar". Isso passa a mensagem de que, se fizer uma pausa, será um menino mau, o que (se acontecer novamente durante a infância) poderia fazê-lo levar uma vida *workaholic*, na qual não consegue cuidar de si mesmo. Em vez disso, ele percebe sozinho a conexão entre o foco constante (sobre o qual já comentamos) e o sucesso com o quebra--cabeça. Decide como utilizar informação. Nosso comentário empodera porque é uma observação específica ("Você está se esforçando"), em vez de avaliativa ou global ("Você é um bom menino por se esforçar" ou "Você sempre se esforça tanto!").

Ainda está pensando na diferença entre elogio e valorização? As crianças, como o restante de nós, precisam se sentir notadas e valorizadas. Seu filho precisa ouvir seus sentimentos verdadeiros, mas o perigo ocorre quando recebe como mensagem que só é bom o bastante se fizer as coisas do seu jeito.

- O *elogio* avalia: "Você é um bom menino por me ajudar a carregar as compras".
- *Valorização é uma 'declaração do Eu'* que expressa nossa verdade e empodera nosso filho, deixando-o perceber o efeito de suas ações sobre você que lhe agradece dizendo: "Obrigada por me ajudar a trazer as compras... adoro sua ajuda quando chego cansada depois das compras".
-

Como evitar pais-helicópteros

"Por que os mais velhos têm que dominar tudo?"

– Criança de 5 anos da educação infantil.

O que é um pai-helicóptero? Alguém que paira mais que você.

É sério, ninguém tenta ser pai-helicóptero. Mas ser pai ou mãe é o trabalho mais difícil no mundo, então, às vezes, ficamos obcecados com isso. E queremos ser responsivos às necessidades do nosso filho, por isso, às vezes, é uma decisão difícil de tomar. A ironia é que, como pais, abusamos de diferentes maneiras que sabotam o desenvolvimento saudável do nosso filho.

Não seria melhor se tivéssemos um manual para saber como não ser um pai-helicóptero? Nós temos. Décadas de pesquisa confirmam de que as crianças precisam para crescer e se tornar adultos felizes, resilientes e confiantes. De fato, não é comum que nossa preocupação com nosso filho seja o que aciona nossa tendência de ser pai-helicóptero; são nossos medos. Aqui estão algumas orientações para ajudar pais-helicópteros convictos a evitar as armadilhas mais comuns dos exageros da paternidade.

Superproteção

Expressar em palavras a preocupação e ansiedade conforme seu filho escala um local para brincar pode fazer você se sentir melhor, mas prejudica a confiança que a criança tem em si mesma. Apenas pergunte a seu filho se está se protegendo e depois observe-o. Respire, sorria e exclame: "Uau, quem diria!". Se cair, você estará lá para pegá-lo, o que, afinal, foi o que possibilitou que ele tentasse.

Super-reação

Quando estamos preocupados, em geral agimos de modo a aliviar a ansiedade, em vez de responder ao que nosso filho realmente precisa. Então, a primeira coisa a fazer é sempre se conscientizar e controlar as próprias emoções. Depois, é possível que percebamos que o que, de fato nosso filho realmente precisa, é brincar um pouco conosco sobre como abordar o treinador de beisebol, em vez de ligarmos para ele.

Supercontrole

Ninguém mais que o próprio pai está interessado que o filho seja bem-sucedido no basquete ou a mãe que se espelha na filha. Isso é patético. Contudo, cada um de nós acaba se deparando com outras versões mais brandas de supercontrole dos filhos, que costuma começar durante o treinamento de usar o vaso sanitário e continua até a faculdade. Você sente que precisa eliminar os defeitos das roupas do seu filho em idade pré-escolar? Apoia o interesse de seu filho de 6 anos por futebol, mas considera os desenhos dele infantis? Deixaria seu filho de 9 anos desistir do piano? Afinal, de quem é a vida?

Superprogramação

Períodos não programados oferecem às crianças a oportunidade de imaginar, inventar e criar. Se as mantivermos muito ocupadas com atividades programadas, nunca se guiarão pelo próprio coração, o que pode fazer com que analisem os insetos da calçada, façam monstros de argila ou reúnam as crianças do bairro para fazer um filme. Os apelos do coração são o que nos levam às paixões que tornam a vida mais significativa e estão disponíveis a nós desde o início da infância, se aproveitarmos o tempo para explorar nosso mundo interior.

Superdeterminação

OK, você quer que seu filho estude em uma universidade conceituada. Mas a qual custo emocional? Crianças aprendem por meio da exploração e de brincadeiras automotivadas, base da criatividade e da felicidade ao longo da vida. Você pode sentir orgulho de seu filho ter aprendido a ler aos 4 anos, mas pesquisas apontam que crianças que estudam em escolas cujo ensino é baseado em brincadeiras se saem um pouco melhor nos estudos em relação àquelas que frequentam a pré-escola tradicional. Do mesmo modo, é quase certo que pressionar seu filho para que tire A no terceiro ano diminui as chances dele de ser feliz. E se ele estiver se sentindo envergonhado ou não bom o bastante, você está praticando um malefício ativo.

Percebeu que supereducar não está na lista? É porque não existe nada igual a muita conexão, apoio e amor. Ser pai-helicóptero tem origem no medo. Educar tem origem no amor. Todas as escolhas que fazemos, em geral, são um passo o amor ou para o medo. Escolha o amor.

E se você tiver um filho que não desenvolve a maestria naturalmente?

Às vezes, os pais me dizem que o filho está desmotivado. Com uma breve conversa, sempre descobrimos uma ou mais razões profundas para a falta de motivação da criança, como:

- Dificuldade de aprendizagem.
- Ser forçada a fazer algo não interessante para ela, como aulas de piano.
- Briga de poder com os pais e resistência.
- Desconexão com os pais e má influência dos colegas.
- Depressão.

- Perfeccionismo, ansiedade ou medo de errar.
- Interesses naturais desvalorizados e não incentivados pela família (por exemplo, a paixão por esportes da criança não é valorizada em uma família que aprecia mais livros, ou vice-versa).

Em qualquer um dos casos, nossas *Tês grandes ideias* – **controlar-se, permanecer conectado e aconselhar em vez de controlar** – vão ajudar os pais a apoiar o filho para que seja encontrada uma solução curativa para todos. O primeiro passo é sempre os pais desfazerem o próprio nó de ansiedade (**autocontrole**), de modo que esta pare de exercer pressão sobre os sentimentos do filho. **Conexão** mais profunda permitirá que a criança comece a trabalhar as dificuldades relacionadas a determinado assunto, bem como poderá fornecer-lhe a motivação necessária para alcançar objetivos importantes para os pais, como ir bem na escola. Por último, **aconselhar em vez de controlar** vai auxiliar os pais a pensar mais em que o filho precisa, de modo a criar grande avanço na resolução de uma situação complicada.

Vamos analisar como isso funciona com uma criança desafiadora. Henry sempre foi MAIS – mais ativo, mais enérgico, mais persistente, mais desafiador. Os pais brincavam que o cérebro dele não funcionava igual ao das outras crianças; Henry tinha *flashes* extras de iluminação. Se a irmã mais velha acabasse com seu cereal matinal favorito, havia grande chance de Henry explodir. Mas Henry também era meigo e carinhoso, o que fez com que a professora da educação infantil se encantasse com ele, apesar da tendência do garoto de correr pela sala e se esquecer do que ela havia falado que precisava ser feito. Já a professora do primeiro ano ficou um pouco frustrada e sugeriu que Henry fosse avaliado para verificar se ele tem TDAH.

Os pais de Henry decidiram adiar o uso dos medicamentos recomendados pelo médico; e em vez disso, trabalharam com Henry intensivamente por um ano, em casa. Sean, o pai, teve TDAH, o que resultou em diversas experiências escolares que acabaram destruindo seu desejo de aprender. Por coincidência, Sean estava desempregado, então decidiu aproveitar a oportunidade para se dedicar a ministrar aulas para Henry, em casa, durante o restante do ano, enquanto o ensinava a lidar com os sintomas do TDAH.

Sean focou-se primeiro em se conectar ao filho por meio da bagunça, dos afagos e da escuta. Priorizou brincar com Henry todos os dias, no jardim. Tentou diferentes tipos de música para ajudar o filho a se acalmar e se concentrar. Encontrou um centro que oferecia *biofeedback* e *videogames* para desenvolver as aptidões de Henry relacionadas à atenção, bem como orientador para treinar as habilidades sociais dele. Para que Henry apreendesse melhor regras sociais, Sean o matriculou em vários tipos de esporte em equipe para crianças. Sean sentou-se com Henry para lhe ensinar a ler e a fazer atividades de aritmética, seguindo o ritmo do filho, estimulando-o e aconselhando-o quando ele vacilava. Tentou vários métodos e ferramentas até Henry se sentir mais confortável em se organizar e conseguir trabalhar sozinho algumas vezes.

Ao pesquisar estratégias para ajudar o filho a se concentrar e se organizar, Sean encontrou novos estudos que mostravam que algumas crianças com sintomas de TDAH podem melhorar drasticamente com mudanças na alimentação. Após vários meses de experiências nos hábitos alimentares, a impulsividade, a explosividade e o nível de atividade frenético do Henry diminuíram, mas não desapareceram.

Talvez mais importante ainda, Sean moldou o filho de modo positivo. As reclamações de Henry relacionadas a "foco" não desapareceram por completo, e ele continua extremamente ativo. Com frequência, Sean observa os mesmos comportamentos que frustraram as professoras de Henry. Mas, quando foi para o terceiro ano, Henry estava pronto para frequentar a nova escola encontrada pelos pais, a qual o recebeu e parecia ser capaz de apoiar seu estilo de aprendizagem. Os pais continuaram bastante envolvidos com seu trabalho escolar, e Henry aprendeu a controlar os sintomas do TDAH para que pudesse aprender com outras crianças da mesma idade. O lado bom? O esforço de Sean não só ajudou o filho a lidar com as demandas escolares e a gostar de aprender como também criou uma base de proximidade que vai durar a vida toda.

GUIA DE AÇÃO

Crie um ambiente familiar sem culpa

Sempre que algo dá errado sentimos desejo de culpar alguém, como se culpar alguém evitasse que o problema acontecesse de novo. Na realidade, culpar deixa as pessoas na defensiva, com mais tendência a atacar que fazer as pazes. Quando as crianças se sentem culpadas, encontram todo tipo de motivo para dizer que não têm culpa pelo que aconteceu, pelo menos na cabeça delas. Então, é menos provável que assumam a responsabilidade, como também é mais provável que o problema volte a acontecer. Pior ainda, aprendem a mentir para nós. Culpar se trata simplesmente da procura por um alvo, que nunca nos ajuda a buscar uma solução. Pode-se dizer que a culpa é o oposto do amor incondicional.

Então, por que fazemos isso? Para ajudar a nos sentirmos menos fora do controle e porque não conseguimos suportar a suspeita de que também tivemos papel, mesmo que risível, em criar determinada situação. Da próxima vez que você começar a culpar alguém:

1. Pare. No meio da frase, se necessário. Respire. Pare de lutar com a situação, que é o que o está levando a culpar alguém. Em vez disso, aceite a situação. Sempre é possível encontrar soluções melhores em um estado de aceitação que em um estado de culpa.

2. Aceite qualquer responsabilidade que puder. Uma boa prática é exaltar sua responsabilidade, sem se sobressair, mesmo que seja para observar sua falta de envolvimento. Por exemplo, quando seu filho de 4 anos ficar bravo porque o bebê destruiu o forte de brinquedo dele, proteja o bebê, mas acrescente: “Ah, querido, me desculpe por não estar aqui ao seu lado para ajudá-lo”. O fato é que sempre temos mais responsabilidade do que gostaríamos de admitir. E, quanto mais responsabilidade você assume, menos defensivo seu filho se sente, por isso é mais provável que assuma mentalmente mais responsabilidade. (Lembre-se que você está dando o exemplo.)

3. Encontre uma solução. Em vez de procurar um culpado, treine-se para buscar soluções. O ambiente doméstico ficará mais calmo porque você estará focado em fazer com que as coisas funcionem melhor em vez de funcionar de maneira errada. Ao mesmo tempo, estará treinando seu filho para ser um solucionador de problemas e alguém que se voluntaria para fazer algo, responsabilizando-se por tornar as coisas melhores. Não há nada melhor que isso!

Desenvolvendo responsabilidade

> *"Meu filhinho NÃO gosta quando cozinho, lavo roupas ou pratos. Por que não estou dando atenção a ele? Mas logo percebi que ele ama ajudar. Coloca as roupas na máquina de lavar, junta as batatas para trazê-las à cozinha, me traz cabides de roupas. É claro que acaba demorando mais do que se eu tivesse feito tudo sozinha. Mas ele, na verdade, grita de felicidade ao receber a próxima tarefa. E acabo ficando menos frustrada."*
>
> – *Wendy, mãe de uma criança.*

Todos queremos criar crianças responsáveis. E todos queremos viver em um mundo em que as outras pessoas foram criadas para ser responsáveis, um mundo em que os adultos não menosprezam as responsabilidades de cidadãos. Como meu filho me dizia quando tinha 3 anos ao inspecionar um parque cheio de lixo: *"Será que os mais velhos não sabem que têm que limpar sua sujeira?"*.

Então, como podemos educar crianças para que assumam a responsabilidade por suas escolhas e seu impacto no mundo? Crianças não querem simplesmente ser idolatradas. Precisam, como todos nós, sentir que têm papel no mundo, que a vida delas resulta em contribuição positiva. Precisam se ver como capazes de ter responsabilidade, ou seja, de reagir ao que precisa ser feito. Precisam disso para a autoestima, para que a vida tenha algum sentido e para que consigam aprender a lidar consigo mesmas de forma responsável, no mundo. O ponto principal é que as crianças serão responsáveis à medida que as apoiarmos para estarem com nosso andaime. Como?

• **Dê oportunidade para que a criança contribua para um bem comum.** Reconheça suas contribuições, mesmo que seja apenas para alegrar o bebê quando ele estiver irritado. À medida que os filhos vão ficando mais velhos, precisam crescer e ter dois tipos de responsabilidades: autocuidado e contribuição para o bem-estar da família. Pesquisas indicam que crianças que ajudam nas tarefas domésticas têm maior probabilidade de oferecer ajuda em outras situações que aquelas que apenas cuidam de si mesmas.

• **Trabalhe com a criança.** Lembre-se de que seu objetivo não é terminar o trabalho, mas criar um filho que sinta prazer em contribuir e assumir responsabilidades. Faça com que o trabalho se torne mais divertido. Ofereça a estrutura possível e a ajuda prática necessária, inclusive sentando-se com seu filho e ajudando-o nas 30 primeiras vezes em que ele fizer a atividade, se necessário. Saiba que será muito mais difícil do que se você mesmo fizesse o trabalho, mas com o tempo ele fará tudo sozinho. Se ele apreciar isso, esse dia chegará muito mais rápido.

• **Em vez de apenas dar ordens, peça a seu filho que reflita.** Por exemplo, para uma criança morosa, em vez de dizer: "Escove os dentes! Coloque as roupas no cesto!", você poderia perguntar: "O que precisa fazer para ficar pronta para dormir?". O objetivo é mantê-la focada na lista, noite após noite, até que internalize tudo o que precisa ser feito e comece a controlar a própria rotina.

• **Demonstre responsabilidade e consideração.** *"É muito chato ter que carregar o lixo até chegarmos ao carro, mas não há nenhum cesto por aqui e nunca jogamos lixo na rua."* Seu filho aprende a ser responsável seguindo seu exemplo. Se você não cumprir a promessa de comprar aquele caderno de que ele precisa para a escola ou jogar aquele jogo com ele no sábado, por que ele deveria ser responsável e cumprir suas promessas?

• **Responsabilize seu filho por bens danificados.** Se as crianças ajudarem a pagar por livros da biblioteca e celulares perdidos, as chances de nova infração serão mínimas.

• **Não tente socorrer seu filho em uma situação complicada.** Esteja disponível para resolver problemas, ajudá-lo a analisar os sentimentos e medos e garantir que ele não evite as dificuldades, mas deixe-o lidar com o problema sozinho, enquanto você o apoia em cada passo.

- **Nunca rotule seu filho como "irresponsável", mesmo que para você mesmo.** Porque o modo como enxerga seu filho é sempre uma profecia. Em vez disso, ensine a ele as habilidades de que precisa para ser responsável. Se sempre perde coisas, por exemplo, ensine a ele a parar toda vez que estiver deixando algum lugar, como a casa de um amigo, a escola, o treino de futebol, e conferir tudo o que precisa levar para casa.
- **Ensine a seus filhos que, como disse Eleanor Roosevelt, eles não têm o direito de ser apenas indivíduos; eles têm a obrigação de ser únicos.** Estudos apontam que pessoas que assumem responsabilidade em qualquer situação são as que se veem dispostas a ser diferentes e a se destacar. Esse é o tipo de filho que você quer criar.

Desenvolvendo bom senso

Ninguém nasce com bom senso e capacidade de tomar decisões sábias; tanto um quanto a outra são desenvolvidos com base em experiências combinadas com exemplos. Seu objetivo é proporcionar seu filho experiências relacionadas à tomada de decisões e garantir que ele tenha oportunidade de refletir sobre os resultados dessas decisões. Eis como.

- **A prática leva à perfeição.** Dê opções a seu filho antes mesmo de ele começar a falar, assim será mais fácil para ele tomar decisões. (Quem se importa se listras e flores não combinam? Sua filha parece um arco-íris. Se os outros não conseguem perceber que ela se vestiu sozinha, você não vai se importar com a opinião deles sobre seu estilo parental, não é?).
- **Seja claro sobre a amplitude de controle.** Ressalte o que seu filho pode decidir e quais áreas você, como pai, detém o direito de controle. *"Sim, acho que você pode usar a roupa de Super-Homem novamente, apesar de a ter vestido todos os dias nesta semana. Mas vai precisar trocar de roupa antes de irmos ao posto de gasolina, porque lá nos arrumamos para mostrar respeito. E vai precisar escovar os dentes. Quer fazer isso agora ou antes de sair de casa?"*

- **Ajude seu filho a pensar nas possíveis repercussões de suas escolhas.** *"Será que vai se sentir muito pressionado a terminar a tarefa da escola se eu acrescentar outra após essa?"* Ofereça a seu filho, com a mesma importância, a oportunidade de refletir sobre as consequências de suas decisões, o que vai desenvolver bom senso. *"Sei que estava preocupado por serem três esta tarde. Está feliz por ter convidado Clarisse para se juntar a você e a Ellie para brincar?"*"
- **Seja modelo de tomada de decisões.** Compartilhe como e por que toma decisões desde quando seu filho é pequeno. *"Gostaria que nossa família colaborasse com o material escolar; todas as crianças merecem boa educação, e esse é um jeito de ajudar."*
- **Saiba que não há problema se seu filho tomar decisões ruins.** Toda escolha ruim é uma oportunidade de reflexão e desenvolvimento de bom senso, contanto que você ajude seu filho a pensar depois em como as coisas teriam sido diferentes se ele tivesse feito escolhas diferentes. Seu filho ainda está aprendendo sobre si mesmo e sobre a vida; é quase certo que vai tomar algumas decisões ruins. Se você conseguir resistir ao impulso universal de dizer: "Eu avisei", ele se tornará mais apto a aceitar as lições que está aprendendo.

Lição de casa sem choro

Para Alfie Kohn, especialista em educação, lição de casa, na realidade, não melhora a aprendizagem nos primeiros anos. Infelizmente, a maioria de nossos filhos está na escola e tem lição de casa para fazer. Espera-se que os pais garantam que essa lição seja feita e as crianças que não a fazem sejam penalizadas. Boa parte dos pais considera um desafio motivar os filhos a fazer a tarefa de casa, pelo menos na maior parte do tempo, o que não surpreende, uma vez que a criança pode ter dificuldade em enxergar o valor dessa tarefa, que costuma ser desagradável. Como o dever de casa é parte intrínseca dessa rotina escolar, é importante que nossos filhos tirem algo da experiência que lhes dê satisfação. Como podemos fazer isso? Fazendo com que essa tarefa seja uma expectativa familiar diária, da qual ele possa se orgulhar de um trabalho bem-feito. Isso requer nosso envolvimento. Eis como:

- **Mantenha-se informado.** "Qual lição de casa você precisa fazer esta noite?" deveria ser uma pergunta diária. Não se pode esperar que crianças pequenas achem que as lições de casa são importantes se você não demonstrar que se importa com o que estão fazendo. Às vezes, as crianças precisam da sua ajuda para assimilar a tarefa, de modo que você evite uma birra na hora de dormir quando ficar claro que elas precisam recomeçá-las. Não estou sugerindo que você assuma o papel de professor e corrija o dever do seu filho, mas que entenda o que está sendo solicitado a ele e o ajude a completá-lo. Isso também possibilita que você o ajude a aprender, a priorizar e a controlar os projetos nos quais precisará trabalhar ao longo do tempo.
- **Faça com que o dever de casa se torne rotina.** No mínimo, o dever de casa ensina às crianças a valiosa habilidade de se sentar para realizar uma tarefa desagradável. Como todos os outros hábitos, vai funcionar melhor se for feito todos os dias no mesmo horário. Assim como uma brincadeira aumenta o fluxo sanguíneo para o cérebro e ajuda as crianças a aprender, talvez seja melhor deixá-las brincar por uma hora para relaxar após a escola e, em seguida, começar o dever de casa. No entanto, crianças que apresentam dificuldade nessa transição talvez tenham que fazer o dever antes. Deixar a lição de casa para ser feita após o jantar, quando as crianças já estão cansadas, faz com que a sabotem, porque não conseguem fazer mais nada nesse estado de espírito.
- **Tenha consciência de que seu filho externará sentimentos em relação à lição de casa de vez em quando e que precisará da sua ajuda para processá-los.** Treine emocionalmente seu filho utilizando as ferramentas disponíveis no capítulo de QE, para que possa superar o medo e a frustração a fim de se focar na atividade escolar.
- **Deixe as crianças perto enquanto fazem a lição, mas não as deixe sozinhas no quartos.** Manter-se próximo ajuda seu filho a permanecer focado. A maioria das crianças trabalha melhor na mesa

da sala de jantar ou em uma escrivaninha no quarto, se você estiver perto. Esteja disponível para responder à perguntas, mas sem se tornar uma distração para seu filho, interrompendo-o ou falando ao telefone perto dele. Pode ser que você precise se sentar com ele para mantê-lo concentrado, trabalhando na própria papelada, mas ao mesmo tempo lhe oferecendo foco contínuo.

- **Retire qualquer tecnologia enquanto as crianças fazem o dever de casa.** Minimize as distrações mantendo a televisão e o rádio desligados, mesmo que você goste de ambos. À medida que as crianças crescem, vão utilizar o computador para o dever de casa, o que acaba causando os mesmos problemas de distração dos adultos por sua inexperiência. Tente retardar isso o máximo possível, pelo menos até que seu filho se sinta motivado em relação ao dever de casa.
- **Ofereça o máximo de apoio necessário sem assumir o trabalho.** Os pais costumam se perguntar quanto devem ajudar os filhos. Aconselho a intervir o mínimo possível e quanto você precisar, até que seu filho consiga dominar o trabalho com sucesso. Não estou dizendo que você FARÁ o dever de casa um dia, mas precisa apoiá-lo com qualquer base necessária até que ele consiga realizar a atividade sozinho. Por exemplo, você pode ajudá-lo a aprender a soletrar as palavras e repassar algumas delas com ele toda semana, até que consiga dominar aquela habilidade sozinho. Se precisar se sentar com seu filho de 7 anos umas dez vezes, conforme ele escreve cada palavra soletrada, faça isso. Não é uma tarefa muito interessante, mas à medida que for ficando mais fácil para ele, ele conseguirá manter o foco para realizá-la sozinho. É nossa responsabilidade dar a nosso filho o apoio de que precisa para alcançar um comportamento desejado, a fim de que se considere uma criança que consegue ser bem-sucedida, não uma que está sempre errando. As crianças querem ser bem-sucedidas, e, se não as apoiarmos para se esforçar o máximo possível, poderão chegar à conclusão de que não conseguem.

Confie em seu filho – e não na mãe natureza

Ao longo de todo este capítulo sobre maestria, adverti que é a nossa própria ansiedade que costuma dificultar que nosso filho desenvolva a maestria. Mas o que você pode fazer para controlar essa ansiedade? É supernatural que nos preocupemos com nossos filhos. Faz parte de nossas atribuições como pais. Mas, quando dizemos a nosso filho: "Tenha cuidado!", não estamos mostrando a eles que nos importamos, apesar de ser o que sentimos. Estamos passando a ideia de que o mundo é um lugar perigoso e não confiamos em nosso filho para sobreviver nele. Em vez disso, seria melhor dizer: "Divirta-se!"? Você também poderia se aproximar mais da parede de escalada para vê-lo e dizer: "Uau, você está subindo tão alto!".

Alguns estudos apontam que pessoas muito preocupadas não conseguem, na realidade, discernir ou resolver melhor os problemas. Simplesmente acabam se tornando mais infelizes. Isso acontece porque, apesar de a preocupação ser um mecanismo de defesa para nos proteger, estamos, de fato, programando nosso subconsciente de modo negativo. O subconsciente cria imagens e acredita no que for contado a ele. Por isso, todos aqueles pensamentos ansiosos se entrelaçando em nossa mente estão, na realidade, enviando mensagens ao nosso subconsciente para criar esses cenários. No mínimo, pensamentos preocupantes estimulam sentimentos de ansiedade e estresse que evitam que sejamos pais serenos.

Quer quebrar o hábito da preocupação e reprogramar o subconsciente para a felicidade?

- **Perceba toda vez que sua mente começar a se preocupar.** Sempre que se vir preocupado com algo, pare. Respire. Balance as mãos para se livrar do medo.
- **Tranquilize-se.**

"Toda criança uma hora deixa de usar fraldas."

"Não tenho que ser perfeito. Meus filhos ficarão bem, mesmo que eu erre."

"Estou dando o meu melhor. Cada dia se torna melhor."

"Tudo vai ficar bem. Ele vai ficar bem."

"Ele está agindo como criança porque É uma criança."

- **Reprograme o subconsciente.** Conforme você internaliza o novo "mantra", mostre ao subconsciente a imagem do resultado esperado, seja seu filho sorrindo e seguro ou dando descarga no vaso sanitário feliz. Não se preocupe agora em como alcançar o objetivo, pois isso fará com que sua mente se envolva de novo, o que gera medo. Em vez disso, invoque um sentimento de gratidão com a imagem. Quanto mais você conseguir manter o sentimento e a imagem, mais o subconsciente ajudará você a internalizá-los. Reveja a imagem ao longo do dia e garanta invocar todas as vezes um sentimento de gratidão.
- **Aja.** Pergunte-se: "O que poderia fazer agora (ou hoje) para que este resultado positivo tenha mais chances de acontecer?" Em seguida, faça. Aqui está a diferença dessa técnica de pensamento positivo. Precisamos estar bem para saber que atitude tomar. Mas precisamos agir para mudar nossa vida.

Toda vez que a preocupação vier à tona, repita esses passos. Nossa mente tende a seguir certos padrões repetitivos, como um disco de vinil. Cada vez que interrompe uma preocupação e envia a imagem de um resultado mais feliz ao subconsciente, você está fornecendo um novo caminho para a mente, um caminho de felicidade em vez de ansiedade. Em breve, você se verá em uma paisagem totalmente nova, na qual conseguirá ver seu filho à sua frente, pulando alegremente.

EPÍLOGO

QUANDO PROCURAR AJUDA PROFISSIONAL

Pais costumam me perguntar se o filho precisa de ajuda profissional. Embora cada situação seja diferente, a resposta depende de como a criança está se saindo nas demandas próprias de sua idade. Se sua ansiedade estiver tão evidente a ponto de ela não conseguir ir para a escola, precisa ser avaliada. Se for tão agressiva de modo que toda brincadeira termina em briga, precisa de ajuda.

É comum pais lerem um bom livro ou procurar orientação com algum especialista a fim de ajudar sozinhos o filho. Já vi pais trabalharem melhor com os filhos que um profissional. Mas há momentos em que nossa ansiedade atrapalha, e nosso filho acaba se dando melhor com um terapeuta qualificado, afetuoso, porém imparcial. Entretanto, também há momentos em que a ajuda de um especialista ou até o uso de medicamentos é realmente essencial.

Se estiver em dúvida sobre como proceder, talvez você possa criar um plano e dar uma chance a seu programa. Mas lembre-se de que, em alguns casos, o importante é a intervenção precoce. Por exemplo, se seu filho apresenta distúrbio de processamento sensorial, é fundamental conseguir ajuda enquanto o cérebro ainda está em formação, aos 3 ou 4 anos, em vez de esperar até ter certeza do problema. Por isso, faça um trato consigo mesmo: após breve período, você vai reavaliar o caso e, se necessário, procurar ajuda profissional.

Mesmo que seu filho receba um diagnóstico e precise de intervenção profissional, você tem algo a lhe oferecer que nenhum especialista pode disponibilizar. Você conhece seu filho como ser humano, não como coleção de sintomas. Está conectado a ele como nenhuma outra pessoa no mundo. Não importa que outra ajuda você consiga para auxiliá-lo a superar os desafios da vida, seu amor é o ingrediente essencial. Jamais subestime o poder desse amor.

O FUTURO ESTÁ EM SUAS MÃOS

"Ninguém pode voltar e começar tudo de novo, mas qualquer um pode começar hoje e preparar um novo final."

– Maria Robinson.

Quando seus filhos olharem para trás, esta será a infância de que se lembrarão. Será a base de tudo o que alcançaram no mundo. É claro que nossos filhos irão se lembrar de pouca coisa do que dissemos a eles. Suas memórias serão relacionadas à forma como nós os fizemos se sentir. Eles vivenciarão isso todos os dias.

Quer dar uma olhada no legado que está criando hoje?

1. Feche os olhos e imagine seus filhos crescidos e felizes. Prosperando.

2. Agora, imagine-os criando os próprios filhos. Seus netos. Está vendo como estão prosperando? É porque seus filhos são ótimos pais. É por causa do modo como você os criou.

3. Da próxima vez que tudo ficar difícil com seu filho, revisite esse sentimento. Visualize seus filhos, seus netos, seus bisnetos, os tataranetos – todos prosperam, sorriem para você sentindo-se agradecidos.

AGRADECIMENTOS

Sou muito grata pela oportunidade de ajudar pais e filhos compartilhando essas ideias de modo mais geral. Este livro não teria sido possível sem a contribuição de várias pessoas, desde a equipe da Perigee, meus colegas de área, meus leitores, até os pais que acordam todos os dias determinados a fazer o melhor para os filhos. Agradeço de coração a cada um de vocês.

O nascimento de ***Pais e mães serenos, filhos felizes*** dependeu de duas parteiras inspiradoras:

Rebecca Friedman, minha agente, que me convenceu de que pais precisavam de compreensão mais profunda da parentalidade, com informações que o meu *blog* poderia fornecer, e me incentivou a escrever este livro. Foi uma orientadora inestimável, porto seguro entusiástico e boa amiga, do início ao fim.

Marian Lizzi, da Perigee, teve uma ideia que assustou outros editores; em seguida, pegou um manuscrito confuso e o cristalizou em um livro organizado. É a editora que todo autor merece: combinação perfeita de uma leitora astuta e assídua, editora hábil, comunicadora eficaz, líder de torcida e ser humano adorável.

Gostaria de agradecer à equipe da Perigee, heróis não aclamados que pegaram um arquivo do Word e, com muito cuidado e esforço, o montaram e formaram um livro.

Aprendo muito com pais que compartilham suas experiências comigo todos os dias – Obrigada! E uma saudação carinhosa a todos os leitores do meu *blog* e *newsletters* pela dedicação aos filhos, pela vontade de abrir o coração e a mente e pelo fluxo contínuo de amor e valorização que me faz seguir em frente.

Às mães ocupadas que leram o manuscrito inicial desorganizado e me forneceram comentários úteis e sinceros – Jennifer, Stacy, Kristina, Letitia, Sarah, Lorraine, Elaine, Deidre, Bonnie, Victoria, Laura, Emily, Karissa, Sejal, Laura, Diane, Jeannette, Mandy, Cathy, Kimberlee, Nancy e Sandra. Vocês me ajudaram a tornar este livro mais útil aos pais e serei sempre muito grata.

Meus pais: Emerson, que me deu o dom dos livros e me ensinou a brincar, e Joan, que me deu o dom de me relacionar com outras pessoas e me ensinou a trabalhar. Obrigada por me trazerem ao mundo e me incentivarem a ajudá-lo a se curar.

Meus filhos, Alice e Eli, que me ensinaram a maioria das coisas que sei sobre ser mãe e provam as teorias todos os dias. Vocês deixariam qualquer pai orgulhoso. Obrigada por transformarem minha vida.

Meu marido Daniel Cantor, meu maior fã, que continua sendo minha maior fonte de amor, apoio e incentivo. Sem você, este livro nunca teria sido escrito. Obrigada todos os dias.

Por fim, sou completamente grata a tantos pensadores brilhantes nesta área, antigos e novos. Sem eles, minha pequena contribuição nunca teria sido realizada. Embora eu jamais possa expressar adequadamente minha gratidão a eles, a seção "Leituras complementares" a seguir vai introduzir os leitores ao trabalho deles e, com sorte, fornecerá inspiração para outras leituras.

LEITURAS COMPLEMENTARES

John Bowlby me influenciou nesta área com seu trabalho influente sobre apego. Jean Liedloff, Mary Ainsworth, Jay Belsky, Mary Main e Gordon Neufeld desenvolveram ainda mais minha compreensão.

Meu pensamento sobre as emoções, que permanece um grande território inexplorado na literatura parental, está profundamente em dívida com Daniel Goleman, John Gottman, Joseph Ledoux, Peter Levine, Aletha Solter e Patty Wipfler, todos pioneiros no assunto.

Aprendi com meus mentores da faculdade, Lawrence Aber e Arietta Slade, e com meu ídolo, Dan Siegel, sobre a atitude curadora dos pais.

Alan Sroufe, Sue Gerhardt e Ruth Newton me ensinaram muito do que sei sobre desenvolvimento cerebral e seu impacto na experiência do apego.

Magda Gerber, Edward Hallowell e Mihály Csíkszentmihályi me inspiraram a pensar mais sobre a maestria.

Aprendi primeiro com Virginia Axline o poder da brincadeira. Lawrence Cohen, Anthony T. DeBenedet, O. Fred Donaldson, Joseph Chilton Pearce e Patty Wipfler continuam me inspirando com a compreensão instintiva de como a brincadeira nos cura.

Meu trabalho não seria possível sem o compartilhamento de meus colegas brilhantes no campo parental. Fazemos parte de uma grande onda que está transformando nossa compreensão das crianças, começando com a premissa de que são, de fato, seres humanos que têm muito a nos ensinar, desde o momento em que nascem. Há inúmeras pessoas fazendo tantas contribuições maravilhosas que fica difícil listar todas elas, mas tenho que aclamar Naomi Aldort, Judy Arnall, Becky Bailey, Tina Payne Bryson, Christine Carter, Lu Hanessian, Bonnie Harris, Mary Hartzell, Jan Hunt, Claudia Gold, Mary Sheedy Kurcinka, Jane Nelsen, Barbara Nicholson, Elizabeth Pantley, Lysa Parker e Nancy Samalin.

Esta lista não estaria completa se não mencionasse a comunidade adorável de educadores/blogueiros parentais que me inspiram todos os dias, principalmente Becky Eanes (*Positive Parenting*), Dionna Ford (*Code*

Name Mama, Natural Parents Network), Tom Hobson (*Teacher Tom*), L.R. Knost (*Little Hearts Books*), Janet Lansbury (*Elevating Child Care*), Scott Noelle (*Daily Groove*), Lori Petro (*Teach Through Love*), Leslie Potter (*PureJoy Parenting*), Laura Schuerwegen (*Authentic Parenting*), Genevieve Simperingham (*The Way of the Peaceful Parent*), Lisa Sunbury (*Regarding Baby*), Gill Connell (*Moving Smart Now*) e Lauren Wayne (*HoboMama*).

Depois há também os revolucionários, que merecem um agradecimento especial porque iluminam o caminho para todos nós:

Haim Ginott, cujo trabalho foi popularizado primeiro por Thomas Gordon e depois por Adele Faber e Elaine Mazlish.

Peggy O'Mara, que nos trouxe *Mothering Magazine*.

Pam Leo, que concretizou "Connection Parenting".

Alfie Kohn, que nos trouxe a pesquisa que desafia a disciplina convencional.

Obrigada pelo privilégio de seguir suas grandes pegadas.

Seus livros:

Naomi Aldort
Raising our children, raising ourselves

Judy Arnall
Discipline without distress: 135 tools for raising caring, responsible children without time-out, spanking, punishment or bribery

Virginia Axline
Dibs: em busca de si mesmo

Becky Bailey
Easy to love, difficult to discipline: the 7 basic skills for turning conflict into cooperation

John Bowlby
Attachment and loss

Christine Carter
Raising happiness: 10 simple steps for more joyful kids and happier parents

Lawrence Cohen
Playful parenting

Lawrence Cohen and Anthony T. DeBenedet
Roughhousing

Mihály Csíkszentmihályi
Flow: Tthe psychology of optimal experience

O. Fred Donaldson
Playing by heart: the vision and practice of belonging
Adele Faber e Elaine Mazlish
How to talk so kids will listen & listen so kids will talk

Magda Gerber, Resources for Infant Educarers (RIE)
Your self-confident baby: how to encourage your child's natural abilities – from the very start

Sue Gerhardt
Por que o amor é importante: como o afeto molda o cérebro do bebê

Haim Ginott
Entre pais e filhos

Daniel Goleman
Emotional intelligence: why it can matter more than IQ

Thomas Gordon
Parent effectiveness training: the proven program for raising resposible children

John Gottman and Joan Declaire
Raising an emotionally intelligent child: the heart of parenting

Edward M. Hallowell
The childhood roots of adult happiness: five steps to help kids create and sustain lifelong joy

Lu Hanessian
Let the baby drive

Bonnie Harris
When your kids push your buttons: and what you can do about it
Jan Hunt
The natural child: parenting from the heart

Claudia M. Gold
Keeping your child in mind: overcoming defiance, tantrums, and other everyday behavior problems by seeing the world through your child's eyes

Mary Sheedy Kurcinka
Raising your spirited child a guide for parents whose child is more intense, sensitive, perceptive, persistent, and energetic

Alfie Kohn
Unconditional parenting: moving from rewards and punishments to love and reason

Joseph Ledoux
O cérebro emocional: os misteriosos alicerces da vida emocional

Pam Leo
Connection parenting: parenting through connection instead of coercion, through love instead of fear

Peter A. Levine
Uma voz sem palavras: como o corpo libera o trauma e restaura o bem-estar

Jean Liedloff
The continuum concept

Jane Nelsen
Disciplina positiva

Gordon Neufeld e Gabor Mate
Hold on to your kids: why parents need to matter more than peers
Ruth Newton
The attachment connection: parenting a secure and confident child using the science of attachment theory

Barbara Nicholson e Lysa Parker
Attached at the heart

Peggy O'Mara
Natural family living: the Mothering Magazine guide to pareting

Elizabeth Pantley
The No-Cry Sleep Solution: Gentle Ways to Help Your Baby Sleep Through the Night

Joseph Chilton Pearce
Magical child

Dan Siegel e Mary Hartzell
Parenting from the inside out

Dan Siegel e Tina Payne Bryson
O cérebro da criança: 12 estratégias revolucionárias para nutrir a mente em desenvolvimento do seu filho e ajudar sua família a prosperar

Nancy Samalin
Amor e raiva: o dilema dos pais

Aletha J. Solter
The aware baby

Patty Wipfler
Founder of Hand in Hand Parenting.org

NOTAS

Capítulo 1

1 Carey B. "Lotus Therapy". *The new york times*. 27 maio 2008..

2 Salzberg S. *Real happiness. The power of meditation.* Workman Publishing Company. Pap/Com edition. 29 dez. 2010. p. 107.

3 Seigel D, Hartzell M. *Parenting From the Inside Out*. Tarcher; 2004 Abr 22.

Capítulo 2

4 Gerhardt S. *Why love matters*. Routledge, 2009. p. 37.

5 Schore A. N. "The Neurobiology of Attachment and Early Personality Organization". *Journal of prenatal and perinatal psychology and health*. 2002;16(3): 258.

6 Tronick E. Z., Cohn J. F. "Infant-mother face-to-face interaction: age and gender differences in coordination and the occurrence of miscoordination." *Child development*. Fev. 1989; 60(1): 85-92.

7 "The NICHD Study of Early Child Care and Youth Development". National Institute of Child Health and Human Development. Jan. 2006, p. 24.

- National Institutes of Health, U.S. Department of Health and Human Services. 1998. NICHD's Study of Early Child Care. [Brochura]. NIH Pub. No. 984318.
- NICHD Early Child Care Research Network. 1999. Chronicity of maternal depressive symptoms, maternal sensitivity, and child functioning at 36 months. Developmental Psychology 35, 12971310.
- NICHD Early Child Care Research Network. 1998. Early child care and self-control, compliance and problem behavior at 24 and 36 months. Child Development 69, 11451170.

Capítulo 3

8 Goleman D. *Emotional intelligence*.

9 Ahnert L et al. "Transition to Child Care: Associations with Infant-mother Attachment, Infant Negative Emotion, and Cortisol Elevations". *Child development*. Maio-Jun. 2004; 75(3): 649-650.

10 Schore A. N. "The Experience-Dependent Maturation of a Regulatory System in the Orbital Prefrontal Cortex and the Origin of Developmental sychopathology". *Development and psychopathology*. 1996; 8:59-87.

11 Tronick E. Z., Cohn J. F. "Infant-mother face-to-face interaction: age and gender differences in coordination and the occurrence of miscoordination". *Child development*. 1989; 60: 85-92.

12 Leerkes E. M., Blankson A. N., O'Brien M. "Differential Effects of Maternal Sensitivity to Infant Distress and Nondistress on Social-Emotional Functioning". *Child development*. 2009; 80:762-775.

13 Gianino A.,Tronick E. Z. "The mutual regulation model: the infant's self and interactive regulation coping and defense". In Field T., McCabe P., Schneiderman N. (Eds.). *Stress and coping*. Hillsdale NJ: Erlbaum.

14 Maselko J. Ph.D. *Journal of epidemiology and community health*. 27 jul. 2010.

15 Berlin L. J., Ipsa J. M., Fine M. A., Malone P. S., Brooks-Gunn J., Bracy-Smith C., Ayoub C., Bai Y. "Correlates and Consequences of Spanking and Verbal Punishment for Low-Income White, African American, and Mexican American Toddlers. *Child development*. Set./out. 2009; 80(5).

16 Schore A. "Affect Dysregulation and Disorders of the Self". W. W. Norton, 2003.

17 Gerhardt S. *Why love matters*. Routledge. 2009, p. 37.

18 Cohen L. J., DeBenedet A. T. *The art of roughhousing: good old-fashioned horseplay and why every kid needs it*.

19 Cohen L. J. *Playful parenting*.

Capítulo 4

20 Toner I. J."Punitive and Non-Punitive Discipline and Subsequent Rule-Following in Young Children". *Child care quarterly*. 1986;15:27-37.

21 Berlin L. J. , Ipsa J. M., Fine M. A., Malone P. S., Brooks-Gunn J, Bracy-Smith C., Ayoub C., Bai Y. "Correlates and Consequences of Spanking and Verbal Punishment for Low-Income White, African American, and Mexican American Toddlers. *Child development*. Set./out. 2009; 80(5).

22 Kohn A. *Unconditional parenting*. New York: Atria, 2005. p. 70.

23 Schore A., *Affect regulation and the origin of the self*. Hilldale NJ: Lawrence Erlbaum Associates Inc., 1994.

26 *Journal of psychopathology*, 2007.